MAIGRIR EN MANGEANT A VOLONTÉ

Des mêmes auteurs :

Jean-Claude BOURRET (*chez le même éditeur*).

La nouvelle vague des soucoupes volantes.
Le nouveau défi des O.V.N.I.
La science face aux extra-terrestres.
O.V.N.I. : l'armée parle.
Le défi de la médecine par les plantes.
G.I.G.N. Mission impossible.

A. F. CREFF et L. BERARD.

Diététique sportive, 3e édition (1982). Ed. Masson.
Manuel pratique de l'alimentation du sportif, 3e édition (1980). Ed. Masson.
Les kilos en trop. Ed. Laffont (1976).
Gastronomie de la diététique, (1978). Ed. Marabout.

A. F. CREFF et A. D. HERSCHBERG.

L'obésité, (1979). Ed. Masson.

A. F. CREFF et M. F. CANU.

Le sport et la femme, (1982). Ed. Masson.

Jean-Claude BOURRET / Dr Albert-François CREFF

MAIGRIR EN MANGEANT A VOLONTÉ

EDITIONS FRANCE-EMPIRE
68, Rue Jean-Jacques-Rousseau, 75001 Paris

à Monique et Caroline

INTRODUCTION

J'ai perdu dix kilos en trois mois. Sans fatigue, sans médicaments et surtout sans avoir faim. Insensiblement, j'étais devenu gros. Entre trente et quarante ans, j'avais pris, en moyenne, un kilo par an. J'ai quarante ans et j'ai retrouvé mon poids de jeune homme. Le résultat est spectaculaire. Physiquement d'abord, c'est l'évidence. Cent fois on a prononcé cette merveilleuse phrase : comme tu as minci ! ... Mais moralement, le bouleversement est total. Je me sentais lourd, fatigué, irritable. Je suis décontracté et en pleine forme, heureux de vivre, bien dans ma peau. Et surtout, je ne reprends pas de poids. Car des régimes bidons, je m'en rends compte maintenant, j'en ai fait une bonne douzaine. Je suis arrivé à perdre jusqu'à sept kilos... que je reprenais deux mois plus tard.

Ma chance ce fut le hasard.

En juin 1980, je sentais bien, et ma balance aussi, qu'il fallait perdre « quelques kilos ». J'ai donc demandé à notre spécialiste médical, Pierre Bourget, l'adresse d'un « bon spécialiste ». Et voilà comment je me suis retrouvé en slip devant l'un des plus grand nutritionnistes français, le professeur Creff. Les deux premières phrases qu'il a prononcées sur sa méthode, je m'en souviendrai toujours :

— d'abord, pas de médicaments, ensuite mangez à votre faim, autant que vous voulez.

J'ai cru un instant qu'il essayait de m'épater :

— Manger autant que je veux ?

— Oui, mais pas n'importe quoi !

Et voilà comment tout a commencé.

Que vous ayez un ou vingt kilos à perdre la méthode est la même, le résultat identique. J'ai surtout voulu vulgariser avec des mots de tous les jours cette méthode extrêmement efficace pour retrouver votre poids idéal. Les calories, les lipides, les protides et autres glucides qui m'ont toujours paru parfaitement incompréhensibles — j'allais écrire indigestes ! — sont systématiquement remplacés par des mots clairs : 1 à 2 cuillères à soupe d'huile, des petits pois, des carottes, du poisson, des pommes de terre...

Comptez en moyenne une semaine pour perdre un kilo. Mais attention, les derniers kilos seront les plus longs à faire fondre. Il suffit d'un peu, d'un tout petit peu de volonté, puisque vous n'aurez jamais faim.

POURQUOI CE LIVRE

Jean-Claude Bourret. — *Docteur Creff, j'ai été impressionné par votre méthode exceptionnellement efficace et agréable pour perdre du poids, et surtout pour ne pas en reprendre.*

Aussi, je vous ai demandé de la faire connaître au plus grand nombre...

Docteur Creff. — Je tiens tout d'abord à vous dire que ce n'est pas *ma* méthode, mais *la* méthode élaborée peu à peu, depuis une trentaine d'années, aux lendemains de la dernière guerre mondiale, par les spécialistes hospitalo-universitaires dont je me sens tout à fait l'héritier. Bien sûr, après trente années de pratique et de recherches, j'ose dire, avec ou sans fausse modestie, que j'ai moi aussi apporté ma pierre à l'édifice et que j'ai un peu contribué à l'améliorer, à l'affiner...

Quoi qu'il en soit, cette méthode ne devrait rien avoir d'exceptionnel car voyez-vous le bon poids, c'est le bon sens.

J.-C. B. — *Et chacun sait que le bon sens est souvent la chose au monde la moins bien partagée ! Cela posé, vous rompez avec le traditionnel silence et la réserve d'usage des grands patrons de la médecine.*

Dr. C. — Oui. Je dois vous dire — et vous vous en doutez bien — que ce n'est pas sans quelques hésitations que j'ai décidé de répondre à vos questions. Il y a toujours quelque scrupule à se mettre en avant. Mais en trente ans de carrière j'ai vu et lu tellement de choses bizarres, s'agissant de l'obésité, que je considérerais comme dommage de ne pas rapporter au grand public les résultats des travaux des nutritionnistes sérieux.

Par ailleurs, il se trouve que je suis le Président du C.O.F.I.E.D. (Comité Français d'Information et d'Education Diététiques) très officiel organisme dépendant du Comité Français d'Education pour la Santé. Je suis aussi expert auprès du Ministère de la Santé, conseiller technique auprès du Ministère de la Jeunesse et des Sports. et membre du Conseil supérieur de l'Hygiène publique. J'estime donc qu'il est de mon devoir, face aux abus et aux charlatans du régime miracle, de participer à une œuvre de vulgarisation de bon aloi.

J.-C. B. — *N'a-t-on jamais écrit de livres sérieux sur l'obésité ?*

D. C. — Bien évidemment, oui ! Mais ces livres écrits par des spécialistes dans un langage un peu trop hermétique, restent trop confidentiels. J'ai moi-même commis quelques ouvrages destinés au plus grand nombre. Mais avec le recul, je me rends compte que, si j'avais utilisé d'autres mots, peut-être auraient-ils eu une plus large diffusion.

Nous sommes dans l'ère du marketing. Je pense que vous, qui êtes un journaliste de métier — et de talent — saurez mieux que moi, avec des mots de tous les jours, dire aux candidats à l'amaigrissement, comment ce livre peut les amener à une compréhension très simple de ce qu'il faut faire et de ce qu'il ne faut plus faire pour perdre leurs kilos, sans, pour autant, remplacer leur médecin.

J.-C. B. — *De ce qu'il ne faut plus faire ?*

Dr. C. — Oui, trop de régimes, trop de traitements inutiles et dangereux sont encore proposés pour n'être pas une nouvelle fois dénoncés.

J.-C. B. — *Par exemple ?*

Dr. C. — J'aurai l'occasion d'y revenir. Mais d'ores et déjà, en vrac, on peut citer les extraits thyroïdiens, les diurétiques, les coupe-faim, toute cette fausse homéopathie, tous ces régimes complètement déséquilibrés, toutes ces crèmes soi-disant amincissantes qui, au lieu d'aider les obèses à perdre leur poids excédentaire, ne font que les enfermer encore davantage dans leurs kilos, jusqu'au jour où, pratiquement on ne peut plus rien pour eux.

Puisse ce livre leur ouvrir les yeux et les mettre en garde contre les pratiques qui ne leur apporteront que des déboires.

J.-C. B. — *J'ajoute qu'en achetant ce livre notre lecteur aura participé au financement d'une œuvre utile.*

Dr. C. — Effectivement, car tous mes droits sur cet ouvrage seront intégralement versés au C.O.F.I.E.D., lequel, je dois vous le dire, en a bien besoin...

COMBIEN DE KILOS VOULEZ-VOUS PERDRE ?

Jean-Claude BOURRET. — *Docteur Creff, existe-t-il un poids idéal facile à définir ?*

Docteur CREFF. — Il y a une formule facile à appliquer : celle de Broca :

Poids idéal = taille en centimètres — 100.

Exemple : vous mesurez 1,72 m, votre poids idéal, selon cette formule, devrait donc être de : 172 — 100 = 72 kilos.

J.-C. B. — *C'est la formule idéale ?*

Dr. C. — Certainement pas. Bien des facteurs interviennent dans la détermination du poids idéal. C'est la raison pour laquelle plusieurs formules ont été ou sont encore utilisées, preuve que la notion de poids idéal varie en fait selon les pays et les époques.

J.-C. B. — *Beaucoup d'Américains sont gros, en raison sans doute de la richesse de leur alimentation. Y a-t-il aux U.S.A. une formule particulière utilisée par les médecins ?*

Dr. C. — En fait, ce sont les compagnies d'assurance-vie américaines qui ont étudié la question.

J.-C. B. — *Et, j'imagine sans la moindre complaisance !*

Dr. C. — Eh oui ! Business is Business... Les recherches des médecins accrédités auprès des compagnies d'assurance-vie ont abouti à la formule suivante : Poids idéal = 50 + 0,75 x (taille en cm — 150).

J.-C. B. — *C'est effectivement un peu plus compliqué. Alors comparons avec la formule précédente qui a le mérite d'être très simple et reprenons le cas d'un homme ou d'une femme mesurant 1,72 m.*

50 + 0,75 x (172 — 150) =

50 + (0,75 x 22) = 50 + 16,5 = 66,5 kg.

Cela fait tout de même, 6,5 kilos de moins !

Dr. C. — Cette formule est en tout cas meilleure car elle fait intervenir la notion d'espérance de vie, déterminée à partir des statistiques.

J.-C. B. — *C'est celle que vous utilisez ?*

Dr. C. — Non, j'ai une formule personnelle...

J.-C. B. — *Le fruit de l'expérience !*

Dr. C. — Exactement. Pour moi :

$$\text{Poids idéal} = \left(\text{taille en cm} - 100 + \frac{\text{âge}}{10}\right) \times \frac{9}{10}$$

J.-C. B. — *C'est encore plus compliqué ! Il va bientôt falloir un ordinateur !*

Dr. C. — Non, en réalité c'est très simple. Reprenons l'exemple de l'homme qui mesure 1,72 m et imaginons d'abord qu'il a 20 ans. Cela donne :

$$\text{Poids idéal} : \left(172 - 100 + \frac{20}{10}\right) \times \frac{9}{10} = 66{,}6 \text{ kilos.}$$

J.-C. B. — *On retrouve exactement le résultat donné par les compagnies d'assurance-vie américaines.*

Dr. C. — Oui, mais vous allez voir que le résultat change nettement avec la variation de l'âge.

J.-C. B. — *Alors imaginons que notre homme a maintenant cinquante ans.*

Dr. C. — Eh bien voici la nouvelle formule :

$$\text{Poids idéal} = 172 - (100 + \frac{50}{10}) \times \frac{9}{10} = 69{,}3 \text{ kilos.}$$

J.-C. B. — *Si je compte bien, vous « autorisez » 1 kilo supplémentaire tous les dix ans. J'imagine déjà nos lecteurs en train de compter sur leurs doigts pour constater... que la catastrophe est encore plus grande qu'ils ne l'imaginaient.*

Dr. C. — Surtout qu'ils ne s'inquiètent pas car le résultat donné par cette formule est une simple notion abstraite. Il y a en effet une notion beaucoup plus importante : celle du poids souhaité.

J.-C. B. — *... ou ce que les sportifs appellent le poids de forme.*

Dr. C. — Voilà ! C'est un poids avec lequel on se sent bien dans sa peau, qui rend les formes compatibles avec la forme. Il ne faut donc surtout pas être obsédé par les formules donnant le poids idéal !

J.-C. B. — *J'en connais qui vont tricher en pensant mon poids de forme, c'est... cent kilos !*

Dr. C. — Un humoriste a dit : « Le poids idéal n'est pas un problème de balance mais de miroir... mettez-vous tout nu devant la glace, si vous vous plaisez vous n'avez pas besoin de suivre un régime ! » Mais soyons sérieux... En réalité, le poids de forme, quelle que soit la formule utilisée, s'inscrit dans une fourchette de plus ou moins cinq kilos.

J.-C. B. — *Pour reprendre le cas de l'homme de 1,72 mètre, qui a 50 ans, le poids idéal s'inscrira de toute façon entre 69,3 kilos plus ou moins cinq, c'est-à-dire entre 64,3 et 74,3 kilos.*

Dr. C. — Le médecin sera toujours là pour conseiller.

J.-C. B. — *Le mot obèse a un côté péjoratif, on imagine un homme ou une femme véritablement monstrueux. En fait médicalement c'est tout différent...*

Dr. C. — Est obèse celui dont le poids dépasse de 20 % le poids idéal. Pour reprendre le cas de l'homme de 1,72 mètre, âgé de cinquante ans, il sera considéré comme obèse si son poids dépasse :

$$\frac{69{,}3 + 20}{100} = 83 \text{ kilos } 200$$

J.-C. B. — *Y a-t-il beaucoup d'obèses ?*

Dr C. — 15 % de garçons de 3 à 16 ans
20 % de filles de la même tranche d'âge
30 % des hommes de plus de 16 ans
28 % des femmes sont obèses...

Ce sont les résultats de multiples enquêtes réalisées par le Centre des Recherches et de Documentation sur la Consommation, l'Institut National de la Statistique et des études économiques, la Sécurité sociale, etc.

J.-C. B. — *Presque le tiers des adultes est obèse, nous sommes vraiment dans un pays riche...*

Dr C. — C'est entre 40 et 60 ans que l'on rencontre le plus d'obèses. Et ce qui est grave, c'est que très peu d'entre eux ont conscience de leur état, moins de 2 % selon les enquêtes.

J.-C. B. — *Les gros sont bien dans leur peau. Ils ont une image sympathique, on dit : un bon gros...*

Dr. C. — Je ne pense pas qu'il y ait d'obèses heureux. Sa jovialité apparente n'est qu'un masque qui cache bien du désarroi. On peut, pendant un certain temps, rester dans la phase euphorique de l'obésité. Mais tôt ou tard on risque de payer la note !

Le bon gros fatigue terriblement son cœur qui doit irriguer à chaque seconde 10, 20, 30 kilos inutiles. Résultat : les maladies cardio-vasculaires sont les plus meurtrières, beaucoup plus que le cancer et les accidents de la route réunis...

J.-C. B. — *Conclusion, on a intérêt à rester mince.*

Dr. C. — Un intérêt considérable. Les militaires diraient tous azimuth. D'abord on prolonge sa vie, ensuite on diminue de façon spectaculaire le risque de maladie, enfin on est cent fois mieux dans sa peau... et dans ses habits !

J.-C. B. — *Vos statistiques personnelles sont impressionnantes. Dans votre service, à l'hôpital Saint-Michel, vos collaborateurs et vous avez vu défiler 50 000 gros !*

Dr. C. — Dont vous étiez.

J.-C. B. — *Je n'en ai pas honte ! Au contraire, je veux porter témoignage que la méthode que vous préconisez est à la fois efficace et agréable...*

J'avais 10 kilos à perdre ; je les ai perdus et je ne les ai pas repris...

Mais en général comment se présente la statistique ?

Dr. C. — 3 % des patients que j'ai rencontrés, voulaient perdre du poids alors... qu'ils auraient dû en prendre !

J.-C. B. — *Les obsédés de la ligne ! Plutôt des femmes, non ?*

Dr. C. — Oui, elles sont plus soigneuses et soucieuses de leur silhouette... 11 % avaient de 1 à 5 kilos à faire disparaître, 22 % de 6 à 10 kilos.

J.-C. B. — *Mon cas était donc très banal...*

Dr. C. — Banal aussi le patient qui a de 11 à 15 kilos à perdre, puisqu'on en trouve également 20 %.

J.-C. B. — *Je calcule... 56 % des obèses ont moins de 15 kilos à perdre.*

Dr. C. — Oui, mais il y a des cas plus sérieux :

11 % de 21 à 25 kilos
8 % de 26 à 30
6 % de 31 à 35
1 % de 41 à 45
2 % de 46 à 50 et plus.

J.-C. B. — *J'imagine que maintenant, notre lecteur sait dans quelle catégorie il se trouve.*

Dr. C. — Essayons de lui expliquer pourquoi il est gros. Cela lui permettra de mieux suivre cette méthode en comprenant le vrai fonctionnement de son corps.

POURQUOI AVEZ-VOUS GROSSI ?

Jean-Claude BOURRET. — *Docteur Creff, le diagnostic de l'obésité est facile à faire...*

Docteur CREFF. — Je dirais même qu'il n'est pas nécessaire d'être médecin ! C'est ce que l'on appelle le coup d'œil du maquignon !

J.-C. B. — *En revanche, comprendre pourquoi on est devenu gros est infiniment plus délicat...*

Dr. C. — Oui, les explications ne manquent pas. Il y en a autant qu'il existe de spécialistes en médecine...

J.-C. B. — *Par exemple ?*

Dr. C. — Eh bien ! je crois que chaque médecin étudie l'obésité en fonction de son propre caractère. Si le médecin est un anxieux, il verra tout sous l'angle psychologique, avec des raisonnements du style : « Vous mangez pour vous rassurer, pour oublier les conflits psychologiques de votre entourage... »

S'il s'agit d'un passionné de chimie, il verra l'obèse comme une sorte de monstrueuse réaction chimique, réaction que l'on peut, que l'on doit maîtriser mathématiquement. Il donnera donc des indications d'alimentation extrêmement précises... « 300 calories au petit déjeuner, 1 200 au déjeuner, etc. ». Et il sera très sévère dans le cas où son patient ne suit pas à la lettre le traitement qu'il lui a prescrit. Vous avez aussi le cas du médecin humaniste. C'est un rêveur, un philosophe, un bon vivant. « Prenez la vie comme elle vous convient, ne vous imposez pas une contrainte finalement inutile puisqu'elle va à l'encontre de votre notion personnelle de bonheur... » Inutile de préciser qu'avec ce type de médecin, les cures d'amaigrissement sont souvent vouées à l'échec...

J.-C. B. — *A vous entendre docteur, ce serait peut-être d'abord les médecins qu'il faudrait soigner...*

Dr. C. — N'exagérons pas ! Mais les médecins sont des hommes avec leur personnalité, leur expérience propre et il est bon que nos lecteurs soient conscients de cette évidence, qui ne l'est pas toujours...

J.-C. B. — *Vous voulez dire que le médecin reste une sorte de dieu en qui on a toute confiance...*

Dr. C. — Cette attitude reste majoritaire, mais la réalité, elle, se dégrade assez vite. Il n'y a qu'à constater l'augmentation considérable des procès faits aux médecins par des patients qui s'estiment lésés...

J.-C. B. — *Pour maigrir efficacement, l'aide d'un médecin est-elle nécessaire ?*

Dr. C. — Non et oui...

On peut très bien perdre seul, trois ou quatre kilos excédentaires résultant d'écarts de régime évidents, mais au-delà il est prudent de demander un avis autorisé, car l'obésité en soi n'est pas une maladie mais un symptôme pouvant cacher une affection qu'il est indispensable de diagnostiquer. Il n'est jamais sûr, ni rigoureusement sans danger de se lancer seul dans un traitement amaigrissant, à plus forte raison lorsque le régime est « farfelu »...

J.-C. B. — *C'est une réponse de médecin normand !*

Dr. C. — Je ne suis pas Normand, je suis Breton... Je m'explique. Non, si notre lecteur a simplement pris du poids progressivement par suite d'un laisser aller alimentaire : nourriture trop riche en graisse par exemple et surtout s'il est en bonne santé. Dans ce cas, avec ce simple livre il pourra perdre ses kilos, il lui suffira de suivre le régime général que nous abordons plus loin.

J.-C. B. — *Mais si tout n'est pas parfait, s'il a du cholestérol par exemple ?*

Dr. C. — Il faut d'abord souligner qu'on peut très bien avoir une analyse de sang normale le 1er juin 1981 et avoir du cholestérol quelques mois plus tard... D'où la nécessité d'avoir une certitude. Notre lecteur devra donc se faire faire une analyse de sang portant sur :

— cholestérol, triglycérides,

— diabète,

— urée, acide urique, etc.,

pour être sûr de lui...

J.-C. B. — *Y a-t-il une explication simple à l'obésité ?*

Dr. C. — Il n'y a pas de cause simple, unique, à l'obésité, à de très rares exceptions près.

J.-C. B. — *Donc c'est compliqué !*

Dr. C. — Effectivement. Si les causes de l'obésité sont multiples, en revanche, il y a un facteur commun simple à toutes les pertes de poids : le régime.

J.-C. B. — *Abordons les causes les plus répandues à*

la prise de poids... J'ai souvent entendu dire, « j'ai un tempérament qui profite... ».

Dr. C. — ... Ou bien « c'est de famille, ma mère était forte... ».

J.-C. B. — *Oui on dit forte car le mot grosse est mal venu.*

Dr. C. — C'est un phénomène de tabou que l'on trouve d'ailleurs pour qualifier d'autres maladies. Par exemple on dit rarement que M. X est atteint d'un cancer mais qu'il est affecté par une longue et cruelle maladie.

J.-C. B. — *Heureusement on sait traiter l'obésité, objet unique de notre préoccupation.*

Dr. C. — L'argument génétique — ça tient de famille — est un argument élémentaire, une constatation faite par le patient. Eh bien ! l'analyse médicale de cette constatation aboutit à la conclusion qu'il s'agit bien d'un facteur, d'un des facteurs qui explique pourquoi une femme ou un homme prend du poids plus facilement qu'un autre.

J.-C. B. — *Il y a des statistiques ?*

Dr. C. — Ma statistique me semble significative :

Six obèses sur dix, venus me consulter avaient un père et une mère gros.

Trois obèses sur dix avaient un seul parent trop gros, la mère presque toujours.

Un obèse sur dix, avait un père et une mère d'un poids parfaitement normal...

Cette statistique personnelle est confortée par les études du généticien Dobzhanski : dans 80 % des cas, deux parents obèses auront un enfant qui deviendra obèse. Lorsqu'un seul des deux parents est obèse, le risque tombe à 50 %.

J.-C. B. — *A-t-on pu faire ces constatations sur les animaux ?*

D. C. — Absolument. Et les résultats vont dans le même sens. On n'a d'ailleurs même pas eu à faire d'expérience, simplement à constater que des souris néozélandaises se transmettaient un surcroit de poids d'une génération à l'autre. Cela en raison d'une anomalie de la cellule graisseuse : elle accumule la graisse sans pouvoir la brûler !

J.-C. B. — *Ce serait donc pareil pour les humains... l'hérédité ?*

Dr. C. — C'est probable. Mais jusqu'à présent on n'a pas pu le démontrer.

J.-C. B. — *Il y a tout de même de fortes présomptions ?*

Dr. C. — Oui. Par exemple lorsqu'un obèse vient me voir et qu'il me décrit sa famille jusqu'aux grands-parents, dans 70 % des cas, c'est la famille maternelle qui est obèse.

Par ailleurs, de très récentes études basées sur le système H.L.A. * tendent à mettre en évidence ce caractère héréditairement transmissible de certaines obésités. On peut en lisant le bagage génétique des globules blancs prévoir si un sujet aura telle ou telle affection et notamment s'il risque de devenir obèse. Cela permet la médecine préventive.

Mais rien n'est simple et il ne faut pas déduire hâtivement de cette constatation que le facteur génétique est toujours impliqué.

---

* H.L.A. : Human Leucocyte Antigène.

J.-C. B. — *Génétique ?*

Dr. C. — Les chromosomes de nos cellules sont porteurs de notre bagage héréditaire, c'est-à-dire de nos caractéristiques. Couleur des yeux, des cheveux, forme du visage, etc., mais il ne faut pas en déduire forcément que la maman grosse transmet cette tendance à sa fille ou à son fils uniquement par ses propres chromosomes.

J.-C. B. — *Vous m'intriguez... quelles explications proposez-vous ?*

Dr. C. — Une enquête sur l'environnement social et culturel de la famille en question. De génération en génération, ils ont très bien pu — je l'ai constaté — se transmettre des traditions de cuisine néfaste pour l'équilibre alimentaire. L'hérédité serait donc en fait une hérédité sociale et pas seulement génétique, c'est-à-dire, imprimée dans les chromosomes ! Il est indéniable que, dans certaines familles, l'aliment est transmis comme un langage.

J.-C. B. — *C'est vrai que dans certaines régions de France — je pense à ma Lozère — on a un solide coup de fourchette face à une nourriture très riche : lard, beurre, lait non écrémé, saucisse, jambon gras, pomme de terre, etc.*

Dr. C. — Ne cherchez pas plus loin l'origine de ces silhouettes « enveloppées » que l'on voit sur les marchés à bestiaux. Le paysan mange copieusement selon une tradition plus que séculaire, de plus sa nourriture est souvent déséquilibrée par rapport aux besoins de son organisme.

J.-C. B. — *Alors, faut-il malgré tout abandonner la piste de l'hérédité pour comprendre qui est responsable de nos kilos en trop ?*

Dr. C. — Nullement. Témoin ces très récentes études basées sur le système H.L.A. tendant à mettre en évidence les caractères héréditairement transmissibles de certaines obésités.

Par ailleurs, on peut se lancer sur une piste intéressante afin de vérifier le rôle de l'hérédité dans l'obésité : comment grandissent et grossissent les vrais jumeaux ? Voilà une étude passionnante car, par définition, les vrais jumeaux sont exactement semblables biologiquement. Si on leur donne la même alimentation on devrait aboutir aux mêmes résultats.

J.-C. B. — *Alors ?*

Dr. C. — Eh bien, j'ai personnellement étudié le cas de plusieurs jumeaux. Notamment j'ai dans mes fiches médicales le cas de vrais jumeaux âgés de 16 ans, vivant chez leurs parents, étant nourris de façon strictement semblable depuis leur plus tendre enfance. Entre l'un et l'autre il y a une différence de poids de... 7 kilos.

J.-C. B. — *C'est une pierre dans le jardin de ceux qui croient à l'hérédité génétique des obèses...*

Dr. C. — Oui, les arguments en faveur de l'hérédité génétique, dans la totalité des obésités, ne sont pas évidents, sauf dans les formes gynoïdes (concentration des graisses au niveau des fesses et des cuisses, culotte de cheval).

J.-C. B. — *Il ne faut pas obliger les enfants à manger ?*

Dr. C. — Je ne connais pas d'enfant qui soit mort de faim devant une assiette pleine. Si un enfant n'a pas faim, c'est parce que son organisme estime qu'il a suffisamment de calories pour fonctionner sans problème. En l'obligeant à manger plus que nécessaire, vous allez modifier le comportement de votre enfant... et vous risquez d'en faire un obèse !

J.-C. B. — *Risquez, dites-vous, donc ce n'est pas, là non plus, une réaction sûre...*

Dr. C. — Les hommes sont peut-être égaux devant la loi, mais certainement pas devant l'obésité. Vous avez des familles qui donnent systématiquement naissance à de beaux bébés de 4 à 5 kilos, des bébés qui vident leur biberon d'un seul trait... et lorsque ces bébés deviennent des adultes, ils sont minces comme des gentlemen de la City à Londres ! D'autres au contraire, naissent chétifs, ne veulent pas avaler plus de quatre ou cinq gorgées de biberons et feront des obèses. Il y a donc, c'est incontestable, une grande inégalité des êtres face à l'obésité ! Et il faut bien reconnaître qu'à la loterie du poids, à la naissance, certains tirent un mauvais numéro...

J.-C. B. — *Je retiens donc de vos explications que l'hérédité, c'est-à-dire le rôle de nos parents dans notre propre obésité, n'est pas une explication sûre, encore qu'il y ait de fortes présomptions comme dirait le commissaire Maigret. Y a-t-il d'autres explications que l'hérédité ?*

Dr. C. — Souvent mes patients me disent : « Docteur, ce sont mes glandes. » Généralement d'ailleurs, quand l'obèse parle de glandes, il pense souvent aux glandes sexuelles. Et c'est vrai que dans les années 30, la mode médicale consistait à donner une énorme responsabilité aux glandes. C'était le début de leur étude, que l'on appelle l'endocrinologie. Mais depuis, nous connaissons mieux le fonctionnement du corps humain et nous savons que les glandes n'ont pas l'importance que l'on imaginait dans l'obésité.

Quelquefois mes patientes affirment : « J'ai grossi parce que je suis mal réglée » ; en fait, c'est souvent le contraire. Les règles irrégulières sont la conséquence de l'obésité.

J.-C. B. — *Et cette fameuse thyroïde ? Combien de fois n'avons-nous pas entendu parler de sa responsabilité dans les dérèglements de notre corps...*

Dr. C. — Là encore, c'est une quasi légende. La thyroïde est rarement en cause chez les obèses. Mais rarement signifie que quelquefois c'est vrai. D'où mon conseil : ne commencez un régime qu'en connaissant bien le fonctionnement de tous les éléments de votre corps qui peuvent être responsables de votre obésité. C'est le rôle de votre médecin.

J.-C. B. — *Mais si les examens sont normaux c'est-à-dire, si tout fonctionne normalement, on peut suivre votre méthode sans problème ?*

Dr. C. — Absolument ! Mais à condition de ne pas avoir plus de trois ou quatre kilos à perdre. Au-delà, il est prudent de consulter.

J.-C. B. — *Côté glande thyroïde, peu de responsabilité dans l'obésité. Pourtant un médecin m'avait prescrit des extraits thyroïdiens lors d'un précédent régime ?*

Dr. C. — C'est la grande mode ! Il existe, c'est vrai, un très petit pourcentage de cas de thyroïde paresseuse chez l'obèse. Il faut donc, lorsque le médecin a détecté cette anomalie — exceptionnelle, j'insiste bien —, prescrire un extrait thyroïdien qui soit un simple complément. Ce sera donc toujours une très petite quantité, et non une dose importante.

J.-C. B. — *On rend aussi souvent responsable les surrénales...*

Dr. C. — Mais c'est également à tort... En trente ans de carrière, j'ai pu constater personnellement que la responsabilité des surrénales dans l'obésité était rarissime.

J.-C. B. — *C'est-à-dire...*

Dr. C. — Oh ! une vingtaine de cas. Seulement voilà, on apprend à la Faculté de Médecine la maladie de Cushing. C'est une maladie caractérisée par une secrétion excessive des hormones du cortex des glandes surrénales. Cela entraîne effectivement une obésité de la partie supérieure du corps, c'est-à-dire du tronc et du visage. Mais un tel dérèglement est exceptionnel.

J.-C. B. — *Le diagnostic est difficile ?*

Dr. C. — Pas tellement. En tout cas il faut distinguer les formes surrénaliennes pures et celles qui sont d'origine hypophysaire, ce qui ne peut être fait qu'en s'appuyant sur des examens de laboratoire. Notamment par le dosage d'une substance que l'on appelle le cortisol plasmatique. En dehors de ces cas typiques, on enregistre, assez souvent, une secrétion exagérée, mais peu importante de cette hormone. Mais, on se rendra compte — comme pour les règles — que ce n'est pas ce dérèglement des glandes surrénales qui a provoqué l'obésité, mais le contraire. Dès que le patient aura perdu ses kilos superflus, tout rentrera dans l'ordre...

J.-C. B. — *Autre glande supposée quelquefois responsable de nos rondeurs : l'hypophyse...*

Dr. C. — C'est encore un vestige des années 30-50 où l'hypophyse était parée de tous les pouvoirs... Si un garçon est gros, si une fille un peu forte n'est toujours pas réglée, hop ! c'est la faute à l'hypophyse ! Mais un examen médical approfondi appuyé sur des analyses dément toujours ce diagnostic qui a la vie dure !

J.-C. B. — *Le pancréas ?*

Dr. C. — Ah ! le pancréas est une glande dont le bon fonctionnement est important et par conséquent dont le mauvais fonctionnement peut entraîner l'obésité. Le pancréas secrète l'insuline. C'est une hormone dont le rôle est d'abaisser le taux de sucre dans le sang.

J.-C. B. — *Comment ?*

Dr. C. — En demandant aux tissus de « pomper » ce sucre. C'est donc un élément régulateur dont le rôle est de premier plan. D'où la nécessité de pratiquer ce que nous appelons une hyperglycémie provoquée.

J.-C. B. — *C'est-à-dire ?*

Dr. C. — On fait une première prise de sang à jeun. Puis on demande au patient de boire de l'eau très sucrée. Ensuite on pratique une nouvelle prise de sang toutes les demi-heures pendant trois heures. Cela permet de vérifier si l'insuline a joué son rôle de régulateur en éliminant l'excédent de sucre dans le sang. Or, beaucoup d'obèses présentent un trouble de secrétion de l'insuline.

J.-C. B. — *Le pancréas serait donc la première glande à laquelle vous accorderiez une responsabilité ?*

Dr. C. — Eh bien non ! car là encore ce dérèglement du pancréas qui secrète trop d'insuline est très souvent la conséquence et non la cause de l'excès de poids !

J.-C. B. — *S'il fallait convaincre notre lecteur de la nécessité de maigrir, voilà je crois qui est fait !*

Dr. C. — D'autant qu'une obésité non soignée va continuer à favoriser ce dérèglement fréquent du pancréas et aboutir au diabète. Vous le constatez, quelques kilos en trop pendant trop longtemps et vous sortez de la phase euphorique de l'obésité. Pour soulager le pancréas, pour lui permettre de fonctionner à nouveau normalement, une nécessité impérieuse : faire fondre les kilos de graisse inutile.

J.-C. B. — *Et les glandes... sexuelles docteur ? Vous nous avez dit que pour beaucoup de vos patients les glandes, c'était le sexe ?*

Dr. C. — C'est exact. Mais cette fois, pas d'hésitations : les glandes sexuelles ne sont jamais responsables d'obésité. Nous en avons la preuve, la castration ne provoque jamais de prise de poids, sauf phénomène psychologique de compensation alimentaire, le castré se mettant à ingurgiter quantité de nourriture pour oublier la perte de sa virilité...

J.-C. B. — *Et chez la femme ?*

Dr. C. — Souvent des femmes me disent qu'elles gonflent avant leurs règles. Elles prennent jusqu'à 4 kilos en quelques jours. Mais ce ne sont pas des kilos de graisse. Il s'agit en fait de tissus qui retiennent l'eau. L'ennui c'est que souvent si la femme en question prend 4 kilos, elle n'en reperd que 3,5 kilos au moment des règles. A la fin de l'année la balance accuse... 6 kilos de trop.

J.-C. B. — *Et en dix ans 60 kilos !*

Dr. C. — N'exagérons rien ! Heureusement il ne s'agit pas là de mathématiques mais de matière humaine. Le fait que ces femmes prennent quelques centaines de grammes à chaque règle n'a en général rien à voir avec un dérèglement ovarien. Ces femmes mangent davantage avant leurs règles parce qu'elles sont inquiètes lorsqu'elles n'utilisent pas un moyen contraceptif sûr. Voilà souvent toute l'origine de leur prise de poids.

J.-C. B. — *Conclusion, si nous avons quelques kilos à perdre, la piste du dérèglement de nos glandes n'est pas la bonne.*

Dr. C. — Effectivement et on a pu dire que les seules glandes en cause dans l'obésité sont les glandes salivaires, celles du chien de Pavlov, qui secrètent quand il a faim. Mais soyons sérieux.

Il reste bien des domaines inexplorés : toutefois une chose est sûre : dès qu'un individu, homme ou femme, prend du poids, apparaissent souvent des troubles de la secrétion de certaines glandes. C'est ce que nous appelons un phénomène d'entraînement. L'excès de poids, la surcharge en graisse provoquent donc ce dérèglement endocrinien, et non l'inverse. Les deux glandes les plus fréquemment atteintes secondairement étant la surrénale et le pancréas. Ce qui est encore plus grave, c'est que ce dérèglement va accentuer l'obésité !

J.-C. B. — *L'obèse est donc pris dans un cercle vicieux !*

Dr. C. — Exactement !

J.-C. B. — *Moralité : il faut impérativement rester à son poids forme.*

Dr. C. — J'ajouterais même, ce qui vous paraîtra une boutade, mais qui résume fondamentalement tous ces phénomènes d'entraînement : le plus sûr moyen de ne pas grossir, c'est ne jamais prendre le premier kilo !

J.-C. B. — *Est-ce que l'âge compte dans l'efficacité de la méthode que vous allez nous proposer ?*

Dr. C. — Si l'obésité est constituée, l'âge importe peu, la méthode reste la même. Mais contrairement à certains collègues, j'insiste beaucoup pour que l'obésité soit traitée le plus tôt possible.

Toute maladie, soignée dès son apparition, guérit mieux et plus vite. En l'occurrence, en matière d'obésité, notamment chez les adolescents et surtout, comme je vous l'ai dit, lorsque ces adolescents appartiennent à des familles à risque, à des familles où l'on est gros de père en fils...

Il ne faut pas les laisser s'installer dans leurs kilos car ils développent ainsi des conditionnements physiques et psychologiques débouchant sur des voies de gaspillage qui risquent d'être irréversibles. A l'encontre de l'idée très répandue, même chez les médecins, la puberté arrange rarement les choses.

J.-C. B. — *Une glande très endommagée par vingt ou trente ans d'excès de graisse peut-elle retrouver son fonctionnement normal ?*

Dr. C. — Rarement. Cela confirme d'ailleurs ce que je viens de dire : plus tôt on s'occupe de l'obésité, mieux cela vaut.

J.-C. B. — *Je connais une femme obèse qui, en maillot de bains, avait des jambes de jeune femme sur un buste débordant de bourrelets : est-ce une exception ?*

Dr. C. — Sûrement pas, car il y a plusieurs types d'obésité : ceux, qui comme cette dame, sont gros en haut et maigres en bas — ceux qui sont gros en bas et maigres en haut — et ceux qui sont gros mais bien proportionnés dans leur obésité, c'est l'obésité commune généralisée.

J.-C. B. — *L'obésité mal répartie porte-t-elle un nom médical ?*

Dr. C. — Oui, mais il est imprononçable pour un non médecin : c'est l'obésité lipodystrophique. Ce qui veut dire en grec : concentration exagérée de tissu gras dans une zone particulière du corps. Cette anomalie est elle-même subdivisée en deux catégories : les paralipodystrophies androïdes : la graisse est localisée au-dessus de la ceinture sur des jambes maigres. C'est, semble-t-il, le cas de votre amie, et les paralipodystrophies gynoïdes, cette fois la graisse est au-dessous de la ceinture.

Chaque type d'obésité a d'ailleurs son étiquette bien

précise. Par exemple, l'obésité que l'on rencontre souvent chez les femmes, qui se localise sur tout le corps mais avec une concentration au-dessous de la taille, sur le ventre, les fesses, et les cuisses, s'appelle obésité gynoïde.

J.-C. B. — *Et pour les hommes ?*

Dr. C. — L'une des plus répandue, c'est l'obésité androïde. Elle se constate chez les gros mangeurs et quelquefois chez les femmes qui ont une solide charpente. C'est la fameuse brioche de certains bons vivants, comme on les appelle à tort, car ces obésités fatiguent le cœur, les vaisseaux et les glandes. Ces bons vivants vivent en général moins longtemps qu'ils ne le pourraient... Diabète, cholestérol, hypertension, goutte, athérosclérose, marquent fâcheusement la vie de ceux que l'on appelle les bons vivants.

J.-C. B. — *Est-ce à dire que les règles de vie que vous allez nous proposer sont sans joie ?*

Dr. C. — Certainement pas ! Vous verrez qu'après la période d'amaigrissement on peut remanger de tout et boire de tout à condition d'être raisonnable. L'important, j'aurai l'occasion de vous le dire, ce n'est pas tellement maigrir, mais réapprendre à manger, sans pour autant se couper de toutes les joies de la table.

J.-C. B. — *Tout cela ne nous explique pas pourquoi nous avons pris du poids !*

Dr. C. — Théoriquement toute prise de poids devrait être impossible en raison du ponderostat...

J.-C. B. — *Le ponderostat ?*

Dr. C. — Oui, une sorte de thermostat de la faim si vous préférez. Son rôle est de nous inciter à manger lorsque notre corps en a besoin et de couper la faim dès que nous avons absorbé la quantité de nourriture nécessaire.

J.-C. B. — *Comme une jauge à essence, en somme...*

Dr. C. — Si vous voulez... quand la jauge arrive à zéro, il faut faire le plein. Sur la plupart des voitures un voyant s'allume qui signifie : j'ai besoin d'énergie sinon je vais m'arrêter faute de carburant. Pour le corps c'est un peu la même chose. Le clignotant, c'est la faim. Le centre de décision pour déclencher la faim, se situe dans l'hypothalamus, une sorte de petit ordinateur qui centralise beaucoup de renseignements : apportés par la voie humorale qui précise l'état des réserves, et par la voie sensorielle qui indique quel est l'intérêt de la nourriture : couleur, odeur, goût. D'où la notion de palatabilité des aliments, de ce qui est palatable, de ce qui vient du palais. Une fois ces informations centralisées par l'hypothalamus, celui-ci prend la décision de déclencher la faim ou la soif. Mais de surcroît, l'hypothalamus transmet les mêmes informations à la partie la plus ancienne de notre système nerveux, au système limbique...

J.-C. B. — *Ce qui veut dire ?*

Dr. C. — Il y a dans notre cerveau, une partie tout à fait primitive que possèdent même les races animales les moins évoluées, comme les reptiles.

J.-C. B. — *Nous sommes parents du serpent ?...*

Dr. C. — N'oubliez pas que c'est un serpent qui a séduit Eve et l'a conduite à goûter au fruit défendu, il y a peut-être là un symbole où nous pourrions découvrir nos racines profondes. Eh bien, ce système limbique, comme on l'appelle, est relié au cortex et joue un rôle décisif dans nos émotions, en les filtrant et, si besoin, en les amortissant. Et vous constatez que tout est lié...

J.-C. B. — *On dit souvent, en effet : « Cette émotion m'a coupé l'appétit ! »*

Dr. C. — Cela explique les relations entre votre humeur et votre besoin de manger.

La plupart d'entre nous avons un système limbique bien organisé — ce qui permet de filtrer les émotions ou de les amortir — mais certains sujets, bon nombre d'obèses notamment, sont plus vulnérables. C'est dans cette fragilité qu'on peut trouver l'explication de prises de poids brutales.

J.-C. B. — *Mais comment concrètement l'hypothalamus est-il informé de l'état de nos réserves ? J'imagine que ce n'est pas l'estomac qui lui téléphone !*

Dr. C. — Presque ! En réalité, il y a des signes mesurables : le glucose sanguin, les acides gras libres, les acides aminés. L'hypothalamus apprécie en permanence leur concentration dans le sang. Dès que ces concentrations s'abaissent au-dessous d'un certain seuil, il déclenche la faim. La preuve : lorsqu'on injecte à un chien repu le sang d'un chien affamé, il se précipite sur la nourriture alors qu'il a le ventre plein !

J.-C. B. — *Y a-t-il une différence entre la faim et l'appétit ?*

Dr. C. — Tout à fait. La faim est une notion purement mécanique, objective, basée sur l'analyse chimique de nos réserves. C'est un besoin.

L'appétit lui est une notion provoquée par notre imagination. C'est un désir.

L'hypothalamus se contente de garder en mémoire ce qui nous a plu ou déplu. Là encore, on le vérifie par des expériences quelquefois amusantes.

Ainsi, lorsque l'on présente à un obèse un plat très appétissant, le taux des acides gras du sang baisse rapidement, ce qui veut dire : l'organisme a faim et demande des corps gras. Puis, on retire le plat garni et on ne présente plus que l'assiette vide à l'obèse : le taux des acides gras baisse très peu, mais un peu tout de même car l'assiette est le symbole de la nourriture et l'obèse y projette inconsciemment une nourriture qu'il aime.

Enfin, on présente à ce même obèse la main du médecin : alors le taux d'acides gras ne bouge pas car l'hypothalamus n'est pas concerné...

J.-C. B. — *Sauf si c'est un antropophage !*

Dr. C. — Je vous l'accorde ! Mais fort heureusement cela n'est jamais arrivé !

J.-C. B. — *Si j'ai bien compris, le mécanisme de la faim est assez simple : l'hypothalamus centralise les informations. Lorsque le taux de certaines substances tombe en dessous de la normale, il déclenche la sensation de faim. Cela provoque l'absorption des aliments. Puis, l'hypothalamus décide que c'est assez, l'homme ou la femme ont mangé à satiété, c'est-à-dire qu'ils n'ont plus faim. La concentration dans le sang du glucose, des acides aminés est redevenue normale...*

Dr. C. — C'est exactement cela. La faim sera à nouveau déclenchée par l'hypothalamus dès que ces concentrations normales vont s'abaisser... la boucle sera fermée.

Cependant ce schéma simple va être compliqué...

J.-C. B. — *C'était trop beau !*

Dr. C. — Compliqué par ce que l'on appelle le contrôle neuro-hormonal de la masse grasse...

J.-C. B. — *Le contrôle de notre graisse, c'est-à-dire de son augmentation ou de sa diminution ?*

Dr. C. — Oui, cette graisse est stockée sous forme de

triglycérides dans certaines cellules appelées les adipocytes. Et cette graisse, ces fameux kilos que notre lecteur veut perdre, ont deux origines. Premièrement, les graisses alimentaires. Le beurre, les huiles, les matières grasses que l'on trouve abondamment dans les fromages, le gras de la viande, etc. Deuxièmement, cette cellule spécialisée dans l'emprisonnement, le stockage, accapare également le glucose issu de la dégradation des glucides, c'est-à-dire, du sucre, des féculents, des farineux, pour le transformer en triglycérides.

J.-C. B. — *Les cellules adipocytaires sont de véritables conteneurs de graisse et de sucre !*

Quelle est leur proportion dans notre corps ?

Dr. C. — Cela varie d'un individu à l'autre. C'est pourquoi on pratique quelquefois une analyse de la graisse de certains obèses.

J.-C. B, — *Comment cela ?*

Dr. C. — On prélève avec une aiguille un peu de graisse dans n'importe quel bourrelet du corps. On élimine par lavage et tamisage les gouttelettes d'huile et le tissu de secrétion qui y adhère. Restent alors seulement les cellules graisseuses, les adipocytes que l'on compte au microscope avec un procédé automatique électronique. Le recensement des cellules grasses a permis de distinguer deux sortes d'obésités :

— l'obésité provoquée par la présence de cellules graisseuses (adipocytes) deux ou plusieurs fois plus grosses que la normale (obésité hypertrophique),

— et l'obésité provoquée par un nombre tout à fait anormal de cellules à graisse, bien que ces adipocytes soient de taille normale (obésité hyperplasique).

J.-C. B. — *Comment barrer l'entrée de ces cellules aux graisses ?*

Dr. C. — Grâce à une clef spéciale, une hormone. Il y a plusieurs types de clefs qui peuvent fermer l'entrée des graisses. Il existe plusieurs hormones de ce type. Les plus importantes s'appellent l'adrénaline, le glucagon et les hormones thyroïdiennes.

J.-C. B. — *D'où les fameux extraits thyroïdiens ?*

Dr. C. — Exactement. Cela explique les abus que l'on constate dans le traitement de l'obésité.

Une autre hormone au contraire, ouvre toute grande la porte de la cellule — pour reprendre cette image claire — aux graisses. Cette clef si dangereuse pour notre ligne, cette hormone, c'est essentiellement l'insuline.

Le résultat, vous le concevez, c'est une très grande complexité de cette mécanique géante que représente votre corps, avec toutes ces clefs, ces hormones, qui se promènent, qui ouvrent ou qui ferment les portes des cellules à graisse. Le moindre dérèglement, parfois la moindre émotion, et vous allez secréter davantage de clefs qui ouvrent... ce sera la prise de poids.

J.-C. B. — *D'où l'expression, « Je me fais du mauvais sang. »*

Dr. C. — J'ai eu à soigner des cas tout à fait extraordinaires qui démontrent bien la responsabilité de nos émotions dans le fonctionnement de notre corps. En mai 1968, un solide gardien de la paix de 33 ans est en patrouille au quartier Latin. Le policier a un poids parfaitement correct : 76 kilos pour 1,78 mètre. Soudain un pavé vole. Le pare-brise du fourgon éclate. Le chauffeur pile. Un pistolet-mitrailleur se détache de son support, tombe sur le plancher, une rafale part, une balle traverse le casque du policier provoquant une très légère éraflure.

J.-C. B. — *J'imagine son émotion !*

Dr. C. — Oui, il a vu passer la mort de près. Le policier d'ailleurs s'évanouit. Le lendemain il se plaint non pas de la tête mais de l'estomac. Une radio pratiquée trois jours plus tard montrera... un ulcère géant. On le traite et le guérit sans problème en deux mois. Mais pendant le même laps de temps, sans avoir rien changé à son alimentation, il a pris... 15 kilos !

Même type de réaction pour Mme X qui a pris 18 kilos en six semaines après avoir été violée.

25 kilos en trois mois pour M. Y après la mort accidentelle de son fils unique âgé de 20 ans.

J.-C. B. — *Ces prises de poids spectaculaires ne s'expliquent-elles pas par un appétit soudain plus fort ?*

Dr. C. — Pas nécessairement, ce type d'émotion coupe souvent l'appétit.

J.-C. B. — *Alors, explication ?*

Dr. C — Pas facile. On maîtrise mal le mécanisme de ces obésités appelées neuro-psychogène.

Il n'est pas concevable en effet qu'on puisse en si peu de temps accumuler de telles quantités de graisse. Il y a autre chose : l'hypothalamus est ébranlé, affolé ; il ne joue plus son rôle. Cet ébranlement a pour conséquence la secrétion exagérée d'une autre clef : l'hormone antidiurétique hypophysaire qui, comme son nom l'indique, empêche l'organisme d'uriner... On pourrait donc parler de rétention d'eau. Mais même dans ces cas bien particuliers, on ne doit jamais, j'insiste bien, jamais utiliser de diurétiques, médicaments qui obligent à uriner.

J.-C. B. — *Alors ce type d'obésité est inguérissable ?*

Dr. C. — Fort heureusement non. Mais c'est une obésité tenace, difficile à traiter. On est obligé de pratiquer un régime strict, hypocalorique certes, mais enrichi en protides (viandes maigres et poissons). Ces aliments, en effet, permettent à l'organisme de retrouver un meilleur équilibre de son eau et, en un sens, agissent comme les diurétiques. A condition de suivre ce régime longtemps et de mettre l'hypothalamus au repos (par des méthodes de relaxation), on peut dire que ces obésités sont curables. Mais si un de nos lecteurs est devenu gros en peu de temps à la suite d'une forte émotion, il sait déjà que les principes de base du régime de l'obésité commune ne sont pas faits pour lui et qu'il doit consulter son médecin.

J.-C. B. — *Y a-t-il des âges plus critiques que d'autres dans la prise de poids ?*

Dr. C. — Tout à fait. Ainsi, avant deux ans, il faut que l'enfant soit bien surveillé par sa maman. Un enfant de deux ans qui est obèse a des cellules graisseuses (adipocytes) plus grosses mais surtout beaucoup plus nombreuses qu'un enfant normal. Cet âge de deux ans est un seuil. Si l'enfant bascule dans le camp des obèses, cela risque d'être irréversible jusque vers 14 ans. C'est là que nous constatons une deuxième période : les 12-14 ans. Période au cours de laquelle un enfant obèse pourra enfin retrouver son poids normal, s'il suit un régime approprié. Au contraire, un adolescent d'un poids jusqu'alors normal peut prendre brusquement des kilos au moment de la puberté.

J.-C. B. — *J'ai noté que l'enfant obèse de deux ans avait à la fois des cellules graisseuses anormalement grosses, et aussi beaucoup de cellules graisseuses de taille normale...*

Dr. C. — Effectivement. Mais tout ceci reste un peu théorique car il n'y a pratiquement pas d'individus dont la graisse serait uniquement composée d'un de ces types de cellules. D'ailleurs ce concept d'obésité hyperplasique et hypertrophique est actuellement, sinon controversé, du moins battu en brèche. C'est une bonne chose ! cela prouve que les idées évoluent et qu'on peut espérer se rapprocher des bonnes solutions.

J.-C. B. — *Néanmoins, j'ai cru comprendre que cette théorie est encore à la base de certains traitements. Est-ce que vous ne rencontrez pas plus de difficultés pour soigner l'une ou l'autre forme ?*

Dr. C. — Si. Et c'est d'ailleurs facile à comprendre. Il est relativement aisé de vider une cellule gorgée de graisse. C'est la raison pour laquelle nous obtenons de bons résultats dans les obésités qui, nous l'avons vu, sont baptisées hypertrophiques et qui grosso-modo sont les obésités androïdes, de la partie supérieure du corps, au-dessus de la taille. En revanche, il n'existe aucun moyen de diminuer le nombre de cellules graisseuses de taille normale. D'où la difficulté de traiter les obésités hyperplasiques, qui elles, nous l'avons vu aussi, sont celles qui se développent au-dessous de la taille, sur les fesses et les cuisses. La fameuse culotte de cheval. Nous aurons l'occasion d'y revenir...

J.-C. B. — *Vous avez souligné les deux périodes critiques, deux ans et douze-quatorze ans, que conseillez-vous aux parents ?*

Dr. C. — De surveiller avec une vigilante attention le poids et les formes de leur enfant. Surtout si la maman, les grands-mères, sont de fortes femmes... et de consulter le médecin à la première alerte. Il ne faut jamais laisser se développer une obésité. Des précautions alimentaires simples seront alors indiquées aux parents.

J.-C. B. — *Vous conseillez, dans le cas précis, l'avis d'un médecin, mais dans certains cas, c'est vous, les méde-*

cins qui provoquez des obésités en prescrivant des médicaments dangereux pour notre ligne.

Dr. C. — Dangereux pour la ligne, mais très efficaces pour des maladies sérieuses. Mais vous avez raison, c'est tout le problème de la maladie secondaire déclenchée par le traitement de la maladie principale. C'est ce que l'on appelle, l'effet iatrogène. Du grec iatros : le médecin et genos : l'origine, la cause.

J.-C. B. — *Exemple, les tranquillisants...*

Dr. C. — On les accuse souvent de prise de poids et c'est vrai qu'ils ont peut-être une part de responsabilité, pour l'instant scientifiquement non démontrée : c'est la raison pour laquelle, lorsqu'on recherche un effet de détente, il vaut mieux prescrire de petites doses de phéno-barbital associées à des extraits de plantes calmantes et sédatives.

J.-C. B. — *Oui, nous avions donné des exemples concrets avec le docteur Belaiche, un phytothérapeuthe de premier plan, c'est-à-dire un médecin qui soigne par les plantes*[1].

Dr. C. — Le lithium, le calcium, les neuroleptiques (utilisés en psychiatrie), les corticoïdes (utilisés pour soigner les rhumatismes et les allergies), l'isoniazide (dans la tuberculose), la folliculine (utilisée au moment de la ménopause et dans le traitement de certains cancers) jouent à l'évidence un rôle dans la prise de poids.

J.-C. B. — *Et la pilule, si controversée ?*

Dr. C. — Controversée, vous avez raison de le souligner car j'ai remarqué que cette fameuse pilule avait le

1. *Le Défi de la médecine par les plantes.* France-Empire. — *Les Nouveaux Succès de la médecine par les plantes.* Hachette.

pouvoir de déchaîner les passions... sans jeu de mots évidemment.

J.-C. B. — *Soyons sérieux, et dites-nous vos constatations purement cliniques.*

Dr. C. — Et bien, j'ai vu beaucoup de femmes qui prenaient la pilule, même la minidosée et qui, quand elles ont un terrain prédisposé, prenaient aussi... du poids. 4 à 6 kilos en quelques mois et quelquefois davantage.

J.-C. B. — *Etes-vous sûr que la pilule est seule responsable dans ces cas particuliers ?*

Dr. C. — Tout à fait et je vais vous citer un exemple concret. Trois femmes, mères de filles de 17 ans, redoutent que leur fille ne se retrouve enceinte. Sans rien dire, les mamans qui se connaissent bien, décident de faire dissoudre une pilule dans le café au lait que les trois jeunes filles ingurgitent sans se douter de rien.

J.-C. B. — *C'est machiavélique !*

Dr. C. — Et idiot, car la prise de pilule doit être une décision prise personnellement et le choix de la pilule doit être fait par un médecin après examens...

J.-C. B. — *Alors, résultat, les trois grâces sont devenues les trois grosses ?*

Dr. C. — Exact ! En trois mois les prises de poids allaient de trois à cinq kilos.

J.-C. B. — *Si nos lectrices prennent la pilule que préconisez-vous ?*

Dr. C. — Quand la prise de poids coïncide avec la prise de la pilule, mieux vaut changer de méthode anticonceptionnelle : stérilets, diaphragmes, ovules spermicides, les moyens ne manquent pas. Mais je dois tout de même ajouter que, si les nutritionnistes n'aiment pas beaucoup la pilule, de nombreuses femmes s'en accommodent fort bien ; certaines même maigrissent... C'est vous dire si rien n'est simple !

J.-C. B. — *J'ai souvent entendu dire que certains gros mangeaient pour compenser des problèmes psychologiques, la peur de perdre un emploi... ou une amie !*

Dr. C. — Je crois qu'une mode médicale — encore une ! — a fait une très jolie part à la psychologie. Que n'ai-je entendu en 25 ans de pratique ! Pour expliquer l'obésité, des médecins psychologues ont recherché dans les antécédents du patient, la mère autoritaire, castratrice, ou le père effacé ou... trop autoritaire ! En réalité dans 80 % des cas, la cure d'amaigrissement se passe sans le moindre problème à la condition qu'un véritable climat de confiance s'instaure entre le médecin et son patient. A condition aussi que le médecin explique clairement ce qui va se passer. C'est une attitude que j'ai adoptée depuis longtemps et qui, dans l'ensemble, me paraît satisfaisante.

J.-C. B. — *Vous semblez ne guère accorder d'importance à la psychologie et à la psychiatrie...*

Dr. C. — Détrompez-vous. La preuve, dans mon service à l'hôpital, nous nous sommes attachés les compétences d'un psychiatre, de deux psychologues et de quatre psycho-motriciennes.

J.-C. B. — *Tiens, je ne connaissais pas ce type de qualification médicale...*

Dr. C. — Oh, ce sont tout simplement des spécialistes des techniques de psychomotricité. Pour être clair, ils vous apprennent — entre autres — la relaxation.

J.-C. B. — *Vous avez parlé de 80 % des cas où le*

régime marche sans problème, basé sur des rapports de confiance entre le médecin et l'obèse. Mais il reste 20 %...

Dr. C. — Et c'est là que les problèmes psychologiques interviennent. J'ai noté d'ailleurs des réflexions tout à fait significatives à cet égard ! Par exemple, Mme X qui me déclare : « J'en arrive à me demander si je ne mange pas pour oublier que je suis grosse ! »

J.-C. B. — *Etonnant !*

Dr. C. — Et cette autre réflexion : « Je mange parce que personne ne m'aime. »

Et encore celle-ci : « Plus je me dégoûte, plus je mange. J'essaie de me détruire pour me punir ! »

J.-C. B. — *Des cas difficiles à guérir ?*

Dr. C. — Il faut alors procéder à une bonne analyse psychologique pour aider l'obèse à résoudre son vrai problème : celui qui se pose dans sa tête. Ensuite, quand on aura démonté les mécanismes de ses perturbations, ce sera plus facile de l'aider à perdre ses kilos.

Voyez-vous, l'alimentation est l'une des toutes premières émotions de notre vie. Elle intervient immédiatement et marque à jamais notre subconscient, qui stocke les informations auxquelles nous ne pouvons volontairement avoir accès. Manger, c'est bien plus que manger...

J.-C. B. — *Notre premier souvenir inconscient, c'est le sein ou le biberon.*

Dr. C. — Un des tous premiers, en tout cas. Et selon le type de rapport qui a existé entre notre lecteur et sa mère, se sont déjà imprimés dans les méandres du subconscient les comportements alimentaires de l'adulte. Alimentation et amour, besoin fondamentaux, sont intimement liés. Le stade oral, c'est-à-dire la prédominance de la bouche, représente le premier stade de l'évolution psychologique d'un individu.

J.-C. B. — *Et les autres étapes ?*

Dr. C. — Il y a ensuite le stade anal (l'anus prévaut comme zone érogène). Et enfin le stade phallique, qui accorde tout son intérêt aux organes génitaux mais avec la seule reconnaissance du phallus, organe génital mâle. Dans les 20 % de cas où la psychologie prédomine, nous sommes confrontés à des adultes qui ont mal franchi l'une de ces trois étapes.

J.-C. B. — *Concrètement, que faites-vous ?*

Dr. C. — Souvent, ce type d'obèses a besoin d'autre chose qu'un simple régime, par ailleurs facile à suivre. Il lui faut un soutien moral. Le médecin devient le père, ou le tuteur. L'obèse a besoin d'être encouragé, compris, réconforté. Il se crée alors un nouveau type de relation entre l'obèse et le médecin. Par exemple, certains téléphonent dès qu'ils ont perdu un kilo. Ils attendent de ma part des félicitations, que je leur prodigue bien volontiers...

J.-C. B. — *C'est sincère ?*

Dr. C. — Tout à fait. Un médecin est toujours heureux d'apprendre que ses patients vont mieux. C'est l'essence même de notre métier !

J.-C. B. — *Votre pratique de la psychologie appliquée, a dû vous amener à de nombreux succès.*

Dr. C. — Et à des échecs spectaculaires ! Vous savez, lorsque l'on travaille sur une matière aussi insaisissable que le comportement psychologique, il n'y a aucune règle absolue.

Tenez, je me souviendrai toujours d'un échec particulièrement marquant : il y a dix ans une très distinguée et mince Mme X. vient me voir avec sa fille âgée de 19 ans. La fille a 10 kilos de trop. Elle est mal fagotée, veut partir vivre sa vie avec un hippie. Horreur de la maman... dont la réprobation explique la rébellion, la boulimie et les kilos pris par la fille, très contrariée dans ses projets amoureux. Voilà me dis-je un cas intéressant. Je me pique au jeu. J'essaie de concilier des positions diamétralement opposées pour faire disparaître l'angoisse de la fille face à la rigidité de sa mère. Je ne compte plus les rendez-vous, les coups de téléphone. Quatre mois après le premier rendez-vous, la fille qui n'avait pas maigri d'un gramme, part aux Indes avec son hippie. Et la maman désespérée va prendre 20 kilos en trois mois !

J.-C. B. — *Un cas exceptionnel, j'imagine ?*

Dr. C. — Plus fréquent que l'on ne le pense et qui incite à beaucoup de modestie. C'est pourquoi notre lecteur doit comprendre qu'on va lui donner un régime. Mais c'est vous, cher lecteur, qui allez le suivre. Pas le médecin. Il est simplement là pour vous aider, pour vous conseiller. Vous avez décidé de lire ce dialogue. C'est un bon point pour vous car cela prouve que vous êtes motivé, que vous avez la volonté de maigrir, que vous êtes conscient de vos kilos en trop. A la fin de cet ouvrage, c'est vous qui allez devenir votre propre médecin. Je suis sûr que vous serez suffisamment adulte pour assumer cette responsabilité et assurer l'autogestion de votre poids excédentaire.

J.-C. B. — *Voilà une mise au point encourageante. Je l'expliquais au début de notre dialogue, il faut un peu de volonté, un peu seulement, car la méthode que vous utilisez et que nous exposerons dans quelques pages, permet de manger à volonté.*

Dr. C. — Voyez-vous, je cite souvent cette phrase de Clemenceau : « Dans la vie il faut savoir ce que l'on veut. Quand on le veut, il faut le faire et quand on le fait il faut le faire jusqu'au bout ! »

J.-C. B. — *Quel est le rôle de la cigarette dans la prise de poids ?*

Dr. C. — Chacun d'entre nous a pu constater autour de lui qu'un fumeur qui décide d'arrêter de fumer prend plusieurs kilos. L'explication est simple : lorsqu'on fume on augmente ses dépenses énergétiques. Si vous décidez de cesser de fumer, même sans augmenter le moins du monde vos repas, vous allez prendre des kilos puisque vous avez provoqué un déséquilibre entre vos recettes énergétiques et vos dépenses.

J.-C. B. — *De plus, j'ai plusieurs fois constaté que des amis fumeurs, qui s'arrêtaient, avaient un appétit d'ogre !*

Dr. C. — Tout à fait. Et en augmentant encore plus les recettes énergétiques alimentaires, la prise de kilos sera plus rapide et plus massive.

J.-C. B. — *Autrement dit, par définition, lorsqu'on arrête de fumer, on est sûr de prendre du poids ?*

Dr. C. — C'est assez souvent le cas.

J.-C. B. — *Et si l'on diminue l'alimentation pour compenser la suppression de la cigarette, on devrait parvenir à conserver l'équilibre recettes-dépenses ?*

Dr. C. — Vous savez, pendant une cure d'amaigrissement je n'interdis pas l'usage du tabac. Il ne faut pas trop demander à notre lecteur. Mais je conseille à ceux qui fument plus de dix cigarettes par jour de réduire leur consommation. Ensuite, s'ils le désirent vraiment, mais après stabilisation de leur poids, après la perte de leurs kilos de graisse, ils pourront passer à la deuxième étape : l'arrêt du tabac. C'est primordial pour leur bonne santé.

J.-C. B. — *Docteur Creff, n'y a-t-il pas finalement une raison très simple pour expliquer les kilos superflus : on est gros, parce qu'on mange beaucoup trop ?*

Dr. C. — Et que l'on boit beaucoup trop également. N'oubliez pas que l'alcool peut jouer un rôle très important dans l'obésité. Je connais des patients qui ont maigri rien qu'en supprimant complètement l'alcool. Donc, ultime explication souvent avancée, on est obèse parce qu'on a un trop bon coup de fourchette. C'est vrai qu'en France, en particulier, et dans les pays industrialisés en général, la cuisine riche est responsable de bien des désagréments.

J.-C. B. — *Mais excellente au goût !*

Dr. C. — Je vous l'accorde. Mais il faut choisir entre le plaisir immédiat de la table et toutes les maladies, souvent sévères, entraînées par ce que, nous, les médecins, appelons la surcharge pondérale, et que vous traduisez par les kilos en trop !

J.-C. B. — *Je repose ma question : est-ce que trop manger fait grossir ?*

Dr. C. — Bien sûr ! trop manger de n'importe quoi a vraiment peu de chance de vous donner la ligne. C'est une évidence. Elle doit cependant être tempérée par des explications. Depuis le début de ma carrière médicale, je m'intéresse aux athlètes de haut niveau. J'ai même été médecin des équipes olympiques françaises de Tokyo à Munich, en passant par Grenoble, Mexico et Sapporo. Eh bien ! J'ai constaté que dans certaines disciplines (chez les rameurs, les haltérophiles, les lanceurs), ils pouvaient absorber deux, trois, quatre fois la quantité de nourriture maximale prévue pour un adulte, sans prendre le moindre poids. Je sais que vous aimez les mots simples, mais permettez-moi quand même d'expliquer à nos lecteurs que certains de ces athlètes absorbaient 6 000 calories par jour, alors que la norme tourne aux environs de 2 300-2 500 !

J.-C. B. — *Vous avez employé le mot calorie. Tant pis pour vous ! Explication...*

Dr. C. — Je ne puis que vous donner la définition scientifique de la calorie, car il n'y en a pas d'autres : c'est la quantité de chaleur nécessaire pour élever d'un degré centigrade la température d'un gramme d'eau pure de 14,5 % à 15,5 %, à la pression atmosphérique.

J.-C. B. — *Avec 2 500 calories par jour, je peux donc élever de 2 500 ° la température d'un gramme d'eau...*

Dr. C. — C'est mathématiquement exact...

J.-C. B. — *En tout cas, l'exemple de ces sportifs qui s'empiffrent — si vous me permettez l'expression — sans prendre un gramme nous montre une fois de plus que l'obésité est injuste !*

Dr. C. — D'autant que cet exemple n'est pas unique. Beaucoup d'obèses n'ont pas forcément un formidable coup de fourchette. La consommation alimentaire quotidienne de ces gros est souvent très inférieure à celle de nos sportifs.

Pour 50 % d'entre eux, la consommation en calories est même inférieure à la normale et pour 36 % elle est strictement normale. C'est d'ailleurs chez les femmes que l'on rencontre le plus d'obèses « petits-mangeurs ».

J.-C. B. — *Où est la fameuse égalité des sexes !*

Dr. C. — Oui, les femmes pourraient se plaindre de

cette disposition qu'elles ont souvent à prendre du poids sans faire d'excès alimentaires. Mais je ferais remarquer à nos lectrices, que nous les hommes, aurions un beau sujet de mécontentement : nos compagnes ne vivent-elles pas en moyenne 8 à 9 ans de plus que nous !

J.-C. B. — *Et ceci ne compense pas cela ! Mais comment expliquez-vous, docteur Creff, qu'un individu puisse grossir en mangeant moins que la normale ?*

Dr. C. — Je vais prendre un exemple. Celui d'une roue de vélo. Pour la faire tourner il faut une forte impulsion. Mais après, une pichenette suffit à maintenir sa vitesse.

J.-C. B. — *C'est la même chose pour nos kilos superflus ?*

Dr. C. — Eh oui ! Pour provoquer une obésité, il faut toujours, ou presque une consommation importante d'aliments, même pendant peu de temps. Mais une fois qu'elle est déclenchée, il faut peu d'apports pour l'entretenir.

J.-C. B. — *Si j'ai bien fait mes comptes à partir de vos pourcentages : 50 % mangent moins que la normale, 36 % mangent juste ce qu'il faut. Il nous reste 14 % de gros mangeurs chez les obèses ?*

Dr. C. — Et cette fois, les hommes et les femmes sont à égalité face à cette situation dont on aurait pu croire qu'elle était classique puisqu'apparemment logique.

J.-C. B. — *Vous ne nous avez cependant pas expliqué quelle était l'origine de l'obésité chez ceux qui mangeaient peu. Vous avez comparé avec une roue de vélo qu'on lance d'une forte impulsion. A quoi correspond cette impulsion sur le plan alimentaire ?*

Dr. C. — C'est moins une impulsion provoquée par

une période de sa vie où l'on pourrait imaginer marquée par une longue série d'excès, qu'un déséquilibre grave entre les différents principes énergétiques.

J.-C. B. — *Ces obèses mangent peu, mais mangent mal.*

Dr. C. — Voilà l'un des fondements essentiels de l'obésité : l'idéal est de répartir sa nourriture de la façon suivante : protides 15 %, lipides 30 %, glucides 55 %. Or les obèses font surtout des excès alimentaires basés sur les graisses, les glucide, notamment les sucres de table, et les boissons alcoolisées.

J.-C. B. — *Protides, lipides, glucides, les mots indigestes sont lâchés ! Voulez-vous nous les expliquer clairement ?*

Dr. C. — Volontiers, d'autant que beaucoup de mes patients me posent des questions à ce sujet.

J.-C. B. — *D'abord les protides...*

Dr. C. — Ce sont des substances organiques azotées comme les acides aminés, les polypeptides, les protéines et les protéides.

J.-C. B. — *C'est encore moins clair !*

Dr. C. — Je vais essayer d'user de mots très simples. Il y a deux catégories de protéines alimentaires : les protéines d'origine animale et les protéines d'origine végétale. Les premières, les protéines animales sont les éléments constitutifs essentiels des viandes, des volailles, des charcuteries, des œufs, des poissons, des produits laitiers. Ces protéines ont une valeur biologique élevée car elles contiennent des acides aminés indispensables, ainsi nommés parce que l'organisme en a besoin pour élaborer ses tissus ; mais il ne peut les fabriquer et il ne peut les trouver que dans ces aliments. En revanche, les protéines végétales ont une moins bonne valeur biologique ; elles sont moins bien utilisées par l'organisme. On les trouve essentiellement dans les produits céréaliers, le pain surtout, et les légumes secs.

J.-C. B. — *Les lipides ?*

Dr. C. — Ce sont les corps gras. Ils ont eux aussi deux origines : animale et végétale. Contrairement à ce qui se passe dans la classe des protides, ce sont les corps gras d'origine végétale qui ont la meilleure valeur biologique. Ils comportent en effet des acides gras dits essentiels car l'organisme ne peut les fabriquer et ne les trouve que dans ces aliments, c'est-à-dire les huiles végétales (arachide et olive d'une part, colza primor, maïs, tournesol, soja, etc., d'autre part). Les corps gras d'origine animale eux sont essentiellement apportés par le beurre, le saindoux, la graisse des charcuteries, mais aussi par les graisses « cachées » dans les viandes, les poissons, les œufs, le lait, les fromages...

J.-C. B. — *Enfin, les glucides.*

Dr. C. — On les appelle aussi les hydrates de carbone. On les divise en glucides de digestion lente : les produits céréaliers : pain, pâtes, riz, manioc, maïs, sorgo. Les glucides de digestion semi-lente : les pommes de terre, et enfin les glucides de digestion rapide : sucre de table, bonbons, miel, chocolat, confitures, soda, limonades, sirops, pâtisseries...

Une place à part doit être faite aux fruits et aux légumes verts : ils apportent certes des glucides de digestion rapide, mais en quantités restreintes. Leur intérêt tient surtout au fait qu'ils contiennent des vitamines et des sels minéraux.

J.-C. B. — *Conclusion de toutes vos observations, l'origine des calories absorbées compte davantage que leur total.*

Dr. C. — Tout à fait. Un exemple concret va le démontrer sans contestation. Je fais fréquemment hospitaliser dans mon service des femmes obèses qui mangent vraiment très peu : 700 calories par jour, moins du tiers de ce qui est nécessaire. Or ces femmes obèses ne maigrissent pas malgré un régime de camp de concentration.

J.-C. B. — *Explication.*

Dr. C. — En analysant en détail leur menu quotidien, nous nous sommes rendu compte qu'il y avait une très grosse carence en protéines. Pas de viande, de lait, de fromage, de volaille, d'œufs, de poisson...

L'intéressant dans ce type d'obésité, c'est qu'on obtient de bons résultats en faisant manger deux ou trois bifteaks par jour à la dame qui n'en consommait pas. Elle grossissait en mangeant 800 calories par jour. Elle va maigrir en en consommant 1 200 !

J.-C. B. — *C'est paradoxal !*

Dr. C. — Et c'est le nom de ce type d'obésité : les obésités diététiquement paradoxales.

J.-C. B. — *Je comprends mieux maintenant à travers tout ce que vous m'avez dit qu'il n'y a pas d'explication simple à l'obésité. Finalement, notre corps est une mécanique extrêmement complexe...*

Dr. C. — Il n'y a pas effectivement d'explication unique à l'excès de poids. C'est la raison pour laquelle, dans le service, nous effectuons une enquête très approfondie sur les habitudes alimentaires de chacun de nos patients.

J.-C. B. — *Cela se passe dès la première consultation ?*

Dr. C. — Oui, car nous devons savoir la part qui revient à un déséquilibre éventuel dans l'alimentation. Et cela permet ensuite de mettre au point un régime personnalisé.

J.-C. B. — *Comment procédez-vous ?*

Dr. C. — Par une enquête — j'allais dire un interrogatoire — très poussé.

J.-C. B. — *Mais êtes-vous sûr que l'obèse qui répond ne vous ment pas en se mentant à lui-même ?*

Dr. C. — Non, car les questions posées permettent des recoupements. Si celle, ou celui, qui a des kilos en trop se raconte des histoires, il est piégé par les recoupements des questions clefs. Et puis vous savez, il y a tout de même l'expérience professionnelle. Nous repérons vite celui qui a des hésitations ou qui formule des affirmations dont on sait pertinemment qu'elles sont impossibles !

J.-C. B. — *Le Sherlock Holmes des kilos superflus !*

Dr. C. — Simplement la recherche de la vérité dans l'intérêt du patient, même si, en toute bonne foi, ses réponses sont inexactes. Une vérité relative, mais suffisamment proche de la réalité pour guider le médecin dans le traitement approprié.

J.-C. B. — *Est-ce à dire Docteur que l'on ne peut pas faire de régime seul, qu'il faut absolument l'appui d'un médecin et que, donc, notre lecteur ne pourra pas bénéficier, en solitaire, de la méthode que vous proposez ?*

Dr. C. — Pas du tout, puisque j'ai déjà souligné que notre lectrice ou notre lecteur allait devenir son propre médecin. Et lorsqu'il ne s'agit, comme c'est très fréquemment le cas, que de trois ou quatre kilos excédentaires dont on sait qu'ils sont dus à des écarts manifestes de régime et qu'on veut perdre, à l'approche de vacances, par exemple, à cause du maillot de bain, un peu de bon sens et de volonté suffisent. Mais il ne faut jamais oublier que l'obésité n'est pas une maladie en soi, c'est très souvent un symptôme qui peut cacher bien des choses. De sorte qu'il est toujours prudent de demander l'avis de son médecin qui procédera à un minimum d'investigations cliniques, diététiques et biologiques, notamment, au dosage de l'urée, de l'acide urique, du cholestérol et du glucose sanguin. C'est toujours une aventure de se lancer seul, dans un régime amaigrissant. Mieux vaut le faire en toute sécurité.

J.-C. B. — *Une dernière question, docteur Creff, quel est le profil type de l'obèse que vous rencontrez le plus souvent ?*

Dr. C. — Dans 63 % des cas, c'est une femme (ou un homme) qui ne mange pas comme un ogre, mais qui a accumulé les erreurs alimentaires, mélangeant allègrement ce qui ne doit pas être mélangé. Nous expliciterons cela dans quelques pages.

J.-C. B. — *Guère de gros mangeurs ?*

Dr. C. — 14 % des cas seulement. Vous constatez à quel point on peut avoir des préjugés face à l'obésité. Il y a aussi le grignoteur ou plutôt la grignoteuse ! Dans 12 % des cas c'est une femme qui ne prend pas de grands repas mais qui s'offre un petit gâteau par ci, un petit chocolat par là, un ou deux cafés avec un ou deux « petits sucres ».

J.-C. B. — *J'ai fait mes comptes : 63 % de mangeurs qui accumulent les erreurs alimentaires, 14 % de gros mangeurs, 12 % de grignoteuses, égalent 89 % pour ces trois catégories. Reste 11 %... ?*

Dr. C. — Reste en effet 11 % qui se divisent en deux sous-catégories : d'abord les obsédés du régime sensationnel. Souvent ce sont des femmes. Elles essaient tous les trucs, perdent deux ou trois kilos dans le meilleur des cas, se fatiguent, les reprennent, font n'importe quoi. Tout cela aboutit à un délabrement physique parfois, et souvent à une véritable obsession.

Deuxième catégorie, le mangeur aberrant. Il mange beaucoup trop et n'importe quoi. Souvent aussi il boit beaucoup trop d'alcool... Contrairement au gros mangeur qui mange trop mais de tout, le mangeur aberrant prend toujours les mêmes types de plats et ajoute des carences à un excédent de calories...

J.-C. B. — *Chacun et chacune d'entre nous se sera plus ou moins reconnu dans l'un de ces portraits. Maintenant docteur Creff, je crois que nous pouvons aborder les principes du régime qui permet de perdre ses kilos en mangeant à volonté, en n'ayant pas faim.*

COMMENT MAIGRIR EN MANGEANT A VOLONTE...

Jean-Claude BOURRET. — *Le mot régime est un mot restrictif que je n'aime guère...*

Docteur CREFF. — Ecoutez, il ne faut pas avoir peur des mots. Nous avions déjà constaté que le qualificatif d'obèse était blessant alors qu'il correspond à une donnée mathématique bien précise : un excès de poids de 20 % et plus. Permettez-moi donc de ne pas être hypocrite et de parler de régime puisque sa définition doit nous mettre tous d'accord : règle observée dans la manière d'absorber les aliments et les boissons.

Si vous n'aimez pas non plus les mots régime et règle de vie, utilisons le mot ration, mais pris dans son sens latin : « ratio » qui signifie raison, mesure, et non pas rationnement...

J.-C. B. — *Va pour la règle et le régime. Notre lecteur sera sans doute d'accord. Qu'importe le qualificatif pourvu qu'il perde ses kilos, sans fatigue, sans danger, sans trop d'efforts...*

Dr. C. — Et surtout sans les reprendre !

Permettez-moi de leur donner un premier conseil,

fruit d'une longue expérience. N'écoutez jamais ceux qui prétendent vous faire maigrir sans régime !

J.-C. B. — *Et les régimes, il y en a en quantité. En tant que journaliste sensibilisé par ce problème, je pense ne rien vous apprendre... !*

Dr. C. — Oh non ! Les régimes « bidon » comme vous les qualifiez au début de cet entretien, sont légion ! Au pamplemousse, à l'ananas, au gruyère, la Révolution diététique, le régime de la soi-disant Mayo Clinic, les régimes miracles ne manquent pas. Et c'est vrai qu'ils font souvent les gros titres de journaux peu scrupuleux sur la qualité de la méthode proposée à leurs lecteurs.

J.-C. B. — *Nous les traiterons un par un, afin de dissiper tous les doutes de nos lecteurs, dans un chapitre spécial. Pourtant une question évidente s'impose. Comment se fait-il qu'en 1982 les spécialistes chargés de l'amaigrissement ne soient pas tombés d'accord sur une méthode unique ?*

Dr. C. — C'est précisément parce que les méthodes en question n'ont rien à voir avec la recherche médicale sérieuse sur l'obésité. J'ajoute que, si les médecins sérieux ne sont pas toujours d'accord sur la façon d'aborder les causes de l'obésité, en revanche ils sont d'accord sur les grandes lignes de ce que l'on peut appeler un tronc commun à tous, les méthodes sérieuses pour maigrir sans risque et se stabiliser.

J.-C. B. — *Quels sont les principes de base ?*

Dr. C. — D'abord, *en aucun cas, on ne doit avoir faim pendant le régime*. C'est la raison pour laquelle le titre de ce livre est parfaitement exact : *on doit pouvoir manger à volonté en perdant malgré tout ses kilos superflus.* Ensuite, c'est évident, si on peut, et surtout, si on doit manger à volonté, *cela ne veut pas dire n'importe quoi !* Cela implique que notre lecteur comprenne bien qu'il doit apprendre la valeur nutritive, calorique des aliments qu'il va consommer.

J.-C. B. — *Est-ce compliqué ?*

Dr. C. — Pas du tout ! Retenez d'abord que si un kilo de plume pèse évidemment autant qu'un kilo de plomb, cent calories tirées de haricots verts, de pain, de beurre ou de vin n'ont rien à voir entre elles.

J.-C. B. — *Pourtant, il me semble que cent calories sont bien égales à cent calories ! ou alors je ne comprends plus rien à la physique !*

Dr. C. — C'est vrai pour la valeur thermique. Mais ces calories n'auront pas du tout le même comportement face à notre réserve de graisse !

Par exemple, si vous tirez ces cent calories de sucres, de farines, de corps gras, elles se transforment en graisse. Même situation pour les calories provenant de l'alcool.

J.-C. B. — *Alors quelles sont les bonnes calories, si j'ose dire.*

Dr. C. — Ce sont celles des protéines.

J.-C. B. — *C'est-à-dire ?*

Dr. C. — Celles qui viennent des aliments dits « bâtisseurs » : les viandes, poissons, volailles, œufs, lait et fromages écrémés.

Ces calories-là, assurent la croissance, l'entretien et la réparation des cellules de notre organisme. Même absorbées en grande quantité elles ne sont pratiquement jamais transformées en graisse.

J.-C. B. — *Je vois déjà se profiler le début de votre régime...*

Dr. C. — Evidemment ! Mais indépendamment des graisses que je viens de nommer, il y a aussi les calories issues de la cellulose qui transite dans notre corps sans se transformer en graisses.

J.-C. B. — *C'est-à-dire tous les légumes verts !*

Dr. C. — Oui, et quand on parle de légumes verts chacun à un haut le corps ou un haut le cœur en pensant : encore des haricots verts. Ras le bol ! En réalité, il existe une grande quantité de légumes très agréables et dont on oublie les vertus sous le double aspect culinaire et diététique.

J.-C. B. — *Par exemple ?*

Dr. C. — Les asperges, les aubergines, le céleris-branche, les champignons, les choux, les choux-fleurs, les choux de Bruxelles, les cœurs de palmier, les concombres, courges, courgettes, épinards, fenouil, oseille, poireaux, poivrons, radis, citrouille, toutes les salades, non seulement la laitue et les endives, mais aussi, la chicorée, la scarole, la trévise, la romaine, la batavia.

Vous constatez que les haricots-verts sont en bonne compagnie et surtout, qu'avec un peu d'imagination, notre lecteur pourra varier souvent ce qu'il a dans son assiette.

D'autant plus que, les conserves étant tout à fait autorisées, on peut très bien consommer ces légumes en n'importe quelle saison.

J.-C. B. — *Les conserves sont autorisées ?*

Dr. C. — Votre étonnement montre bien que le préjugé anticonserve a la vie dure ! Et c'est bien dommage ! Savez-vous que les conserves ont souvent une meilleure valeur nutritionnelle, notamment vitaminique, que l'aliment frais correspondant, acheté en ville, au marché après qu'il ait subi transport et manipulations ?

J.-C. B. — *Déjà deux règles simples : manger à volonté, viandes dégraissées, poissons, volailles, gibiers. A volonté également les légumes verts que vous venez de citer. Troisième point ?*

Dr. C. — Troisième point, supprimer complètement l'alcool, c'est-à-dire vin, whyskies, bières, etc.

Quatrième point, supprimer les sucres, les farineux et les graisses.

J.-C. B. — *Le sucre est l'un des ennemis les plus farouches de notre ligne...*

Dr. C. — Oui, car c'est un apport calorique important. Le sucre, d'autre part, ne calme pas la faim. Son action est passagère. Enfin, lorsqu'on mange trop de sucre sous toutes ses formes — particulièrement, chocolats, boissons sucrées, etc. — il se transforme lui aussi, en graisses.

J.C. B. — *L'inverse des protides, c'est-à-dire viandes, poissons, volailles, œufs, lait, etc.*

Dr. C. — Oui, les protides ont des propriétés exactement inverses à celle du sucre. Ce type d'aliments supprime très bien la faim. Et surtout, ils permettent aux tissus musculaires de se reconstituer.

J.-C. B. — *Indépendamment des viandes, volailles poissons et légumes verts, qu'autorisez-vous en quantité illimitée ?*

Dr. C. — Le lait écrémé, les fromages à 0 % de matière grasse, les yaourts nature.

J.-C. B. — *C'est-à-dire, les yoghourts courant ?*

Dr. C. — Oui, même ceux qui sont fabriqués avec du lait semi-écrémé, c'est-à-dire ceux du commerce, car entre ce yoghourt et le yoghourt au lait écrémé, il n'y a qu'un seul gramme de graisse de différence. Ce qui est négligeable. Sauf sur le plan du goût. Mais, attention, il faut supprimer les yoghourts aux fruits trop riches en sucre.

J.-C. B. — *En fin de compte, sont autorisés tous les aliments riches en protéines (viandes, volailles, poissons, laitages écrémés) ou en cellulose (tous les légumes verts).*

Tout cela, en aussi grande quantité que notre lecteur le souhaitera...

Dr. C. — Oui, car maigrir ne signifie pas mourir de faim, mais manger différemment. Et cela évite l'emploi de ces médicaments chimiques que sont les « coupe-faim ». Le meilleur coupe-faim c'est un beefsteack, un poisson grillé ou un poulet rôti.

J.-C. B. — *Beefsteack, poisson, poulet, c'est quand même assez restreint.*

Dr. C. — Pas du tout ! Là encore nous sommes victimes de notre méconnaissance des possibilités culinaires. Quand j'autorise la viande en quantité, cela ne signifie pas seulement un beefsteack de bœuf. Il y a aussi le veau, le cheval (la meilleure viande parce que la plus maigre), le porc maigre, c'est-à-dire dégraissé, le gigot, les côtes de mouton dégraissées.

J.-C. B. — *Vue de cette façon, la liste devient effectivement copieuse et sympathique.*

Dr. C. — Ajoutez-y toutes les volailles en quantité illimitée : poulet, lapin, pintade, dinde, dindonneau, pigeon.

J.-C. B. — *J'adore le poulet, mais vous m'avez précisé : sans la peau...*

Dr. C. — Effectivement, les volailles doivent être consommées sans la peau, élément gras qui ne pourrait que ralentir votre amaigrissement. A ces volailles vous pouvez ajouter...

J.-C. B. — *Toujours en quantité illimitée ?*

Dr. C. — Toujours, mais à condition d'avoir une urée, un acide urique et un cholestérol normaux, le lapin de garenne, le lièvre, le faisan, la perdrix, le canard sauvage, le chevreuil, le sanglier. Autorisés sans restriction également (mais avec les mêmes réserves : pas de cholestérol, pas d'acide urique, pas d'urée trop élevés, d'où l'intérêt, je le répète encore une fois, d'une prise de sang, avant le régime), le cœur, le foie, la langue, les rognons, les tripes. Et ne me dites pas maintenant que ce régime est traumatisant. Vous pouvez déjà avec cette liste...

J.-C. B. — *Que nous résumerons sous forme de mini-tableau à la fin de ce livre, afin que notre lecteur puisse la découper ou la photocopier pour l'avoir toujours avec lui...*

Dr. C. — Vous pouvez déjà varier beaucoup votre cuisine en multipliant le choix des viandes, gibiers, volailles et leur cuisson : grillées, bouillies, à la broche, ou rôties. Tout cela sans consommer la peau, j'insiste sur ce point.

J.-C. B. — *Mais ce n'est pas fini, il y a aussi d'autres aliments autorisés de façon illimitée. Les poissons par exemple...*

Dr. C. — Oui, ce sont d'excellents aliments qui conviennent fort bien à un régime amaigrissant, car d'une façon générale, les poissons sont plus maigres que les viandes.

J.-C. B. — *On imagine la sole grillée !...*

Dr. C. — Toujours un singulier manque d'imagination !, car la liste des poissons est considérable ; votre poissonnier pourra d'ailleurs vous aider dans vos premiers choix. J'ai noté, en effet, que souvent on n'accordait pas assez d'importance aux poissons dans notre alimentation.

J.-C. B. — *Des poissons uniquement grillés ou bouillis ?*

Dr. C. — Pas du tout, en dehors de la cuisson à la poêle avec du beurre et de la cuisson en friture qui sont les deux seules à éviter, vous pouvez les cuire au court-bouillon, en papillotte dans une feuille d'aluminium, au four avec des aromates ou les faire griller. Non seulement c'est excellent pour la santé, mais aucun gastronome n'y trouvera à redire !

J.-C. B. — *Et tous les poissons ?*

Dr. C. — Pratiquement, sauf le thon, la sardine à la limite, et deux ou trois autres que pratiquement personne ne mange ou alors, très occasionnellement : la lamproie, la murène et l'anguille. Le poisson le plus gras est toujours plus maigre que la viande la plus grasse.

J.-C. B. — *Les crustacés viennent aussi renforcer ce tableau déjà impressionnant de richesse...*

Dr. C. — Notre lecteur pourra, en effet, manger à volonté — s'il n'a pas de cholestérol — crabes, crevettes, langoustines langoustes, homards, ainsi que tous les coquillages crus ou cuits en marinière. Vous le constatez, les aliments autorisés à volonté sont très variés et très nombreux.

J.-C. B. — *Pour avoir observé votre régime, je puis témoigner, qu'effectivement, il n'est pas difficile de le suivre. Je résume cette première liste. Vous pouvez manger à volonté :*

1) *toutes les viandes de boucherie ;*
2) *toutes les volailles ;*
3) *tous les gibiers, non faisandés ;*
4) *les abats, cités plus haut ;*
5) *tous les poissons ;*
6) *tous les crustacés ;*
7) *tous les coquillages.*

Et ce n'est pas fini... !

Dr. C. — Non, car à ces sept catégories alimentaires autorisées sans restriction — sauf cholestérol, urée et acide urique auquel cas, je les répète car c'est important, il faut supprimer de cette liste, les abats, les coquillages et les crustacés — il faut ajouter tous les légumes verts dont je rappelle, qu'il ne s'agit pas uniquement d'haricots verts...

J.-C. B. — *Je reprends mes notes : asperges, aubergines, blettes, céleri-branche, champignons, citrouilles, choux, choux-fleurs, cœur de palmier, concombre, courges, courgettes, endives, épinards, fenouil, haricots verts, oseille, poireaux, poivrons, radis, tomates.*

Dr. C. — Convenez qu'entre cette longue liste de légumes verts et la non moins longue liste des viandes, poissons, volailles, etc., autorisés, notre lecteur ne sera pas tous les jours devant le même plat !

J.-C. B. — *Un point m'intrigue cependant. Les viandes et les poissons contiennent malgré tout de la graisse...*

Dr. C. — Oui, en moyenne environ 10 % de ces fameux lipides qui se transforment en graisse après avoir été absorbés. Et il est bon de savoir que, comme certains poissons (ceux dont je parlais tout à l'heure), certaines viandes et volailles sont vraiment trop grasses pour figurer dans le régime : les charcuteries, le porc (sauf rôti, froid et dégraissé), le mouton (sauf gigot, le carré et les cœurs de côtelette), l'oie, le canard d'élevage.

J.-C. B. — *Côté laitage, tout est permis là encore, mais écrémé...*

Dr. C. — Oui, fromages blancs, lait sont autorisés en quantité très large à la seule condition qu'ils soient écrémés. Mais il faut tout de même ne pas oublier qu'un litre de lait apporte 50 g de lactose.

J.-C. B. — *Si on adore le sucré, on peut prendre des produits de remplacement sans sucre, sans calorie, mais ayant le goût du sucre...*

Dr. C. — Ces produits sont en vente dans toutes les pharmacies et permettent non seulement de sucrer yaourts, fromages blancs à 0 % de matière grasse, mais ils permettent également de confectionner des desserts. Nous y viendrons plus tard, mais tout de suite, je voudrais dire que même si ces produits, aux doses normales, sont dépourvus de toxicité, notamment les « protéines douces », il vaut quand même mieux ne pas les utiliser car ils entretiennent le goût du sucre dont on essaie de débarrasser le candidat à l'amaigrissement.

Et puis, n'est-ce pas Curnonsky qui disait que « la bonne cuisine, c'est quand les choses ont goût de ce qu'elles sont » !

Mais que notre lecteur comprenne bien l'importance de cette méthode pour sa bonne santé. Maigrir en mangeant des protéines (viandes, poissons, volailles) a plusieurs avantages. D'abord ces protéines maintiennent le tonus protéique de la ration.

J.-C. B. — *Ce qui veut dire ?*

Dr. C. — Qu'une consommation suffisante de ces protéines régularise l'utilisation des glucides (sucres de digestion lente et sucres de digestion rapide).

Donc, lorsque l'on mange des protéines, on maigrit en faisant fondre les réserves de graisses contenues dans les cellules spécialisées pour la conserver (les adipocytes) ; seule la graisse est brûlée, mais la masse musculaire n'est pas touchée.

J.-C. B. — *J'imagine que notre lecteur est surpris de ne pas trouver dans la liste des produits autorisés à volonté, la traditionnelle salade de carottes chère aux obsédés de la ligne, qui se basent sur des « on dit ».*

Dr. C. — Et vous savez pourquoi ?

Certains légumes sont loin d'être interdits, au contraire. Mais leur teneur en sucre, un peu plus élevée que la moyenne, leur donne une place un peu à part et ils ne doivent pas être mangés en trop grosses quantités.

J.-C. B. — *Soyons précis, docteur Creff, quels aliments et quelles quantités ?*

Dr. C. — Ceux qui contiennent plus de 7 % de glucides : artichauts, choux de Bruxelles, betterave rouge, carottes, céleris rave (ne pas confondre avec céleri-branche qui lui est autorisé à volonté), échalotte, fève, navets, oignons, panais, pissenlit, petits pois, rutabaga, scorsonère, salsifis.

S'agissant des légumes verts, j'ajoute qu'ils devront bien entendu, être cuits à l'anglaise, au four ou à la vapeur.

J.-C. B. — *Et les crudités préparées en salade ?*

Dr. C. — Qui dit salade, dit huile, aliment qui va maintenir sinon aggraver notre stock de graisse... Mais les salades ne sont pas pour autant interdites. Il faut alors utiliser de l'huile de paraffine, vendue en pharmacie, accompagnée de citron ou de vinaigre.

J.-C. B. — *Je peux témoigner que cette huile, sans avoir les charmes de l'huile d'olive est d'un goût tout à fait acceptable. On peut d'ailleurs corser les salades avec quelques épices...*

Dr. C. — Oui, les épices faibles sont, bien sûr, autorisés.

J.-C. B. — *C'est-à-dire ?*

Dr. C. — Les condiments type safran, curry, ou gingembre, auxquels s'ajoutent les aromates et les fines herbes. Autorisés aussi sans limite, le café, le thé, les infusions, les eaux minérales *non gazeuses* faiblement minéralisées (Vittel Grande source, Evian, Volvic... et l'eau du robinet).

J.-C. B. — *Evidemment café, thé et infusion sans sucre...*

Dr. C. — Pas du tout. Mais là encore en quantité strictement contrôlée par notre lecteur. J'autorise en effet, selon les cas, de un à quatre morceaux de sucre de grosseur n° 4 par jour. Vous pouvez donc les répartir comme bon vous semble tout au long de votre journée. Par exemple, un sucre dans le café du matin, un après le déjeuner et un dans l'infusion du soir. Ou bien trois morceaux de sucre dans le lait ou le café du matin et plus rien dans la journée.

J.-C. B. — *Oui, vous dites lait ou café car le mélange café au lait est néfaste...*

Dr. C. — Néfaste, le mot est un peu fort. A dire vrai, nombre de sujets supportent bien le café au lait, mais certains d'entre nous le digèrent mal, car le lait contient de la caseine, qui, en milieu acide, dans l'estomac, se combine au tanin du café et entraîne la formation de gros grumeaux indigestẹs. Il peut en résulter des nausées, des vomissements, des troubles intestinaux. C'est la raison pour laquelle, quand un malade présente ce genre de désagréments après le petit déjeuner, avant de se lancer dans toutes sortes d'analyses ou de radios coûteuses, le plus simple est de supprimer le café au lait, de le remplacer par du café ou du lait, ou du thé, et de voir...

J.-C. B. — *Ces quatre sucres par jour sont un maximum à ne pas dépasser, mais à consommer de façon obligatoire car notre corps en a besoin. Et cela nous conduit à la deuxième liste : celle des aliments permis en quantité strictement limitée mais obligatoire.*

Dr. C. — Cette catégorie est très particulière, pour plusieurs raisons.

D'abord parce qu'elle montre bien qu'il ne peut pas y avoir de régime identique pour tous, c'est-à-dire que chaque cas et un cas particulier avec ses exigences liées au gabarit de l'individu, au nombre de kilos qu'il a à perdre, à son âge, à son sexe, à sa profession.

Ensuite, parce qu'elle fait état d'aliments dont la consommation est obligatoirement limitée parce qu'ils peuvent se transformer en graisse.

Enfin, parce que ccs aliments sont absolument obligatoires pour des raisons nutritionnelles, vitaminiques surtout. Ainsi, l'huile, surtout de maïs ou de tournesol ou de soja, est indispensable car elle apporte des acides gras essentiels que l'organisme ne peut fabriquer et qu'il ne trouve pratiquement que là.

De même, le beurre est le seul corps gras usuel à apporter de la vitamine A.

Autre exemple : le sucre (glucose) est le seul aliment

du cerveau et il faut toujours s'arranger pour que le régime même sévère en apporte au moins 120 g/j.

J.-C. B. — *120g/j. Vous venez de dire que la consommation de sucre en morceaux doit être compris entre 1 et 4 !*

Dr. C. — Bien sûr ! Mais il ne s'agit pas uniquement du sucre de table mais de tous les glucides qui donnent du glucose, c'est-à-dire, le pain, les fruits, les légumes verts, etc. Faute de quoi, l'amaigrissement peut déboucher sur de véritables catastrophes.

Cela dit, il faut consommer chaque jour :

de 1 à 4 morceaux de sucre n° 4 ;

de 10 à 30 g d'huile de table ;

de 10 à 20 g de beurre ordinaire ou

de 30 à 40 g de « faux » beurre à 50 % de matière grasse, type St-Hubert 41 ou Sylphide ;

de 10 à 30 g de fromage.

J.-C. B. — *Même un bon camembert bien crémeux ?*

Dr. C. — Absolument. Mais attention, de 10 à 30 g seulement, c'est-à-dire un petit morceau large comme le pouce...

— Autorisé chaque jour et obligatoire également, un fruit : une pomme ou autres fruits de poids équivalent, à l'exclusion des bananes.

— Autorisé : de 3 à 6 biscottes ou de 1/8 à 1/4 baguette.

J.-C. B. — *Le pain autorisé dans un régime !*

Dr. C. — Oui, mais pas plus d'un quart de baguette. Le pain apporte en effet, de l'amidon, sucre de digestion lente, nécessaire au bon maintien de notre tonus.

Enfin, j'autorise, mais *une fois par semaine,* deux à

quatre tranches de jambon maigre, bien dégraissé, et un à quatre œufs, à la coque, durs, pochés ou mollets.

J.-C. B. — *Deux tranches de jambon par semaine ! encore une légende qui s'effondre : celle du jambon maigre qui ne fait pas grossir.*

Dr. C. — Oui car même « maigre » le jambon reste une viande grasse (10 fois plus que le cheval) et deux œufs apportent 15 grammes de graisse, c'est-à-dire la valeur d'une cuillère à soupe d'huile !

J.-C. B. — *A force d'autoriser de façon illimitée ou limitée une grande quantité d'aliments, je me demande s'il reste quelques-uns d'entre eux que vous frapperez d'interdit.*

Dr. C. — Sont absolument interdits :

— les féculents (pois, haricots secs, lentilles, fèves, pois chiches et cassés, pommes de terre, topinambours).

— les farineux (pâtes, riz, céréales complètes, farines, les biscottes, même au gluten, le pain (sauf les quantités permises), les corn-flakes ;

— sucreries (confitures, gelées, chocolat, miel, bonbons, pâtisseries, entremets, glaces, sorbets...) ;

— alcools (apéritifs, digestifs, vins, bières, cidre) ;

— jus de fruits, sirops, sodas.

J.-C. B. — *Les jus de fruit, parce qu'ils sont trop sucrés, j'imagine ?*

Dr. C. — Beaucoup trop de sucres, nourriture privilégiée de notre graisse. Il faut donc les éliminer sans faiblesse. Eliminer complètement également :

— bouillons de viande, soupes de poissons trop gras, potages aux pommes de terre, aux pâtes, au tapioca ;

— tous les corps gras (sauf les quantités autorisées) : graisses, margarines, huiles (y compris huile de soja, maïs, tournesol, pépins de raisins, noix), fritures, sauces.

J.-C. B. — *Toutes les sauces ?*

Dr. C. — Sauf celles dont nous donnerons plus loin la recette.

Eliminer aussi complètement :

— ragoûts, mayonnaise, béarnaise ;

— gibier faisandé, charcuterie, conserves de viandes ou de poisson (sauf les conserves de poisson au naturel et le corned-beef) ;

— porc gras, mouton gras, oie, canard d'élevage, agneau gras ;

— poisson gras : anguille, lamproie, murène, thon ;

— les fromages (sauf la portion permise chaque jour), le lait, les petits suisses, les fromages blancs (sauf ceux à 0 % de matière grasse) ;

— tous les fruits secs : raisins secs, figues, pruneaux secs, abricots secs), les fruits oléagineux (noix, noisettes, amandes, cacahuètes, olives, avocats).

J.-C. B. — *Ouf, la liste des interdictions est aussi longue que celle des aliments autorisés !*

Dr. C. — Oui, mais vous m'accorderez que je suis vraiment entré dans le détail ! Car j'imagine que l'interdiction de manger des pruneaux secs, des abricots secs, des avocats, de la murène, de la lamproie ou des topinambours, ne va pas provoquer chez notre lecteur un traumatisme irréparable !

J.-C. B. — *Non, mais l'interdiction de tous les alcools, de tous les desserts, des pommes de terre, riz et pâtes, représente un vide alimentaire par rapport à nos habitudes séculaires.*

Dr. C. — Et vous avez souligné l'essentiel. Retenez en effet qu'il faut essentiellement s'interdire :

— les alcools ;
— les corps gras ;
— les farineux ;
— les sucreries.

C'est à ce prix que vous perdrez vos kilos.

J.-C. B. — *Vous me rappelez ce que me confiait hier le patron d'un grand garage, un homme enjoué, et... enveloppé : je veux bien suivre un régime, me disait-il, mais à condition de n'éliminer, ni le whisky, ni les pâtes, ni les desserts !*

Dr. C. — Un cas difficile, mais que l'on peut convaincre, tout au moins essayer, dans la sérénité d'un cabinet médical.

J.-C. B. — *Doit-on supprimer complètement le sel, dont on sait qu'il favorise la rétention d'eau dans notre corps ?*

Dr. C. — Non, rappelez-vous, je vous l'ai dit, que l'eau n'intervient pas dans les mécanismes de l'obésité. Vous pouvez donc saler vos aliments Mais ne faites pas comme certains : ne salez pas avant même d'avoir goûté ce que vous allez manger. Cela permet d'ailleurs de redécouvrir le véritable goût des aliments.

J.-C. B. — *Côté boisson, c'est clair, uniquement de l'eau sans bulles...*

Dr. C. — Et l'eau a une importance tout à fait décisive dans la fonte de nos kilos. En suivant ce régime, vous allez faire fondre votre graisse, vos kilos superflus. Il faut donc drainer tous ces déchets. Ce sera le rôle de l'eau qu'il va falloir absorber dans une proportion qui bouleverse souvent bien des habitudes alimentaires. Ce n'est d'ailleurs pas ce que l'on boit qui importe, c'est ce que l'on élimine. En fait il faut assurer une diurèse, c'est-à-dire une évacuation d'urines, minimale d'un litre et demi par jour. Par conséquent, pour obtenir un litre et demi d'urines, il faut boire au moins 2 litres d'eau par jour. D'ailleurs chacun d'entre nous devrait savoir ce qu'il a l'habitude d'éliminer en 24 h. Il suffit, un dimanche chez soi, de recueillir dans le même récipient, la totalité des urines émises pendant 24 h : si la quantité est inférieure à 1,5 litre c'est que l'on ne boit pas assez.

J.-C. B. — *J'ai souvent entendu dire par des amis qui ont suivi votre régime : le plus dur c'est de boire ces deux litres !*

Dr. C. — Au début, c'est vrai, certains ont du mal. Preuve qu'ils vivent avec de mauvaises habitudes alimentaires dont leurs kilos superflus sont les témoins. Mais je ne connais personne qui en s'organisant n'ait pas réussi sans problèmes, puis sans effort à boire une maxi bouteille d'eau dans la journée.

J.-C. B. — *Vous avez raison de parler d'organisation. Ayant suivi avec succès votre méthode, je me permets de donner un ou deux trucs personnels. C'est vrai qu'au début j'avais du mal à boire ces fameux deux litres, que je m'étais imposés. Mais j'ai finalement trouvé des astuces pour le faire sans m'en rendre compte. J'ai toujours une bouteille près des téléphones. De temps à autre, hop ! une ou deux gorgées. Dans la voiture aussi, la bouteille est posée sur le siège. De temps à autre, à un feu rouge, dans un embouteillage... une gorgée. A la maison, quand je regarde la télé, j'ai une bouteille d'eau à portée de la main. Enfin, la nuit, chaque fois que je me lève, j'ai là encore une bouteille à portée de la main. Et toutes ces étapes, tous ces points d'eau si j'ose écrire, permettent d'aboutir sans effort au résultat visé.*

Dr. C. — Ce sont effectivement de bonnes astuces. J'ajoute qu'il ne faut pas boire n'importe comment. Surtout pas pendant les repas.

J.-C. B. — *Pour quelles raisons ?*

Dr. C. — C'est très simple : les boissons diluent les sécrétions de l'estomac (acide chlorhydrique, pepsine...). Celles-ci perdent donc leur pouvoir d'attaque sur les aliments. Ce qui oblige l'estomac à en refabriquer. A la longue, ce surcroît de travail le fatigue. Il en résulte des troubles dyspeptiques (ballonnements, flatulences, éructations, brûlures, digestions lentes, pesanteurs, etc.).

J.-C. B. — *Donc boire avant ou après, mais jamais pendant.*

Dr. C. — L'idéal est de ne pas boire pendant la 1/2 h qui précède le repas et dans les deux heures qui suivent, mais il ne faut jamais oublier de boire...

En résumé, il y a deux catégories d'aliments : les bons et les mauvais. Malheureusement, ce sont les mauvais qui sont les meilleurs... Cela dit : n'ayez jamais faim... Mangez autant que vous voulez des aliments permis (viandes, volailles, poissons, légumes verts) ;

— mangez dans les proportions indiquées les aliments obligatoires (sucre, pain ou tranches de pain grillé, beurre, huile, fromage, fruit) ;

— buvez au moins un litre et demi d'eau sans bulles par jour et entre les repas.

J.-C. B. — *La méthode est donc ultra-simple puisqu'elle tient en trois points. Doit-on se peser tous les jours ? Personnellement, c'est ce que j'ai fait.*

Dr. C. — Il vaut mieux se peser une fois par semaine. Car on ne maigrit pas régulièrement, mais par paliers. Vous pouvez très bien suivre strictement ce régime et ne pas maigrir d'un gramme pendant 48 heures. Puis, brusquement, vous perdrez 500 grammes en 24 h. Pour éviter les découragements provoqués par la constatation que l'aiguille de la balance est toujours au même endroit, je conseille donc la pesée une fois par semaine, le matin à jeûn.

J.-C. B. — *En moyenne, combien ce régime fait-il perdre ?*

Dr. C. — Cela varie beaucoup d'un individu à l'autre. S'il est strictement suivi, environ un kilo par semaine. Un peu plus au début car les premiers kilos fondent vite, un peu moins d'un kilo par semaine pour les derniers réduits graisseux.

J.-C. B. — *J'imagine que faire du sport ne peut qu'accentuer l'efficacité de la fonte graisseuse.*

Dr. C. — Bien sûr ! Je viens de vous dire comment on peut intervenir sur les recettes. Encore convient-il, en même temps, d'augmenter les dépenses ! L'activité physique est un médicament indispensable et irremplaçable. Malheureusement on ne le trouve pas dans les pharmacies ! Et pour nombre de nos contemporains il est plus difficile de faire un pas de plus qu'une bouchée de moins !

J.-C. B. — *Quel sport recommandez-vous ?*

Dr. C. — Si je voulais manier l'humour noir je vous répondrais : danser devant le buffet ! A dire le vrai : n'importe quel sport. Ce qui compte c'est remuer. Le mouvement c'est la vie. Mais il faut tout de même être un peu nuancé. Si notre lecteur est jeune il pourra reprendre progressivement le sport qu'il a arrêté en raison de ses activités personnelles : foot, tennis, rugby, alpinisme, cyclisme, course à pied, etc.

Si notre lecteur est moins jeune, s'il n'a pas fait de sport depuis très longtemps, il peut tout simplement pratiquer le plus vieux et l'un des plus agréables sports du monde : la marche. La natation est également excellente.

J.-C. B. — *Mais, très souvent, surtout les citadins, disent que faire du sport n'est pas si facile parce qu'on n'a pas toujours les équipements sportifs nécessaires à sa portée !*

Dr. C. — A ceux-là, je répondrai que cette impossibilité n'est souvent qu'un alibi : n'importe qui peut faire dix minutes de saut à la corde, même dans un appartement exigu. Mais en retombant sur la pointe des pieds, pour ne pas gêner les voisins...

J.-C. B. — *Voilà donc pour l'essentiel de la méthode. Je la résume une nouvelle fois :*

1) *manger à volonté les aliments autorisés (viandes, volailles, poissons, crustacés, gibiers, légumes verts, etc.) ;*

2) *manger obligatoirement les aliments dont l'absorption est nécessaire au bon fonctionnement de notre corps, mais sans dépasser les doses permises (sucres, huile, beurre, pain, fruit, etc.) ;*

3) *boire au moins 1 litre 1/2 d'eau par jour, de préférence en dehors des repas ;*

4) *faire du sport.*

Dr. C. — Et mener une vie régulière : se coucher à heure fixe. Dormir au moins 8 h. Et faire une cuisine aussi variée que possible.

J.-C. B. — *Des recettes spéciales feront d'ailleurs l'objet d'un prochain chapitre.*

COMMENT STABILISER VOTRE NOUVEAU POIDS

Jean-Claude BOURRET. — *Voilà pour la première phase : maigrir en mangeant à volonté.*

Docteur CREFF. — Et le plus difficile va commencer. Car perdre des kilos avec un régime bien étudié n'est pas compliqué. Mais rester à son nouveau poids va impliquer une vigilante attention de la part de notre ancien obèse, ou de notre nouveau mince... Notre lecteur ou notre lectrice, devront d'abord changer définitivement certaines de leurs méthodes alimentaires. Première bonne habitude : manger lentement. Exercez-vous à mâcher longuement et lentement chaque bouchée.

J.-C. B. — *Les repas vont paraître interminables !*

Dr. C. — Pas du tout. Au contraire vous allez redécouvrir le goût des aliments. Et surtout vous fatiguerez beaucoup moins votre estomac qui recevra une nourriture facile à digérer parce que bien mastiquée. De plus quand on avale vite en cinq ou six bouchées, on a terminé avant tout le monde. Alors, face à son assiette vide, on se ressert une seconde fois. Indépendamment des cellules de graisses (les adipocytes) dont vous allez faire le bonheur en les gavant de graisse, votre estomac ressentira une fatigue qui affectera votre état général.

Deuxième bonne habitude : ne pas boire au cours des repas.

J.-C. B. — *Là encore, c'est une habitude bien ancrée en chacun de nous.*

Dr. C. — En tout cas buvez le moins possible à table, car vous diluez les sucs gastriques chargés de digérer la nourriture que vous absorbez. Donc digestion plus longue, plus fatigante. En revanche, buvez autant d'eau que vous voulez entre les repas, et au minimum une maxi bouteille d'eau minérale sans bulle, c'est-à-dire 1,5 litre, de façon à assurer une élimination urinaire d'au moins 1,5 litre.

J.-C. B. — *Troisième bonne habitude ?*

Dr. C. — N'en rajoutez pas ! Ne soyez pas plus sévère que le régime. Cela ne vous fera pas maigrir plus vite, en revanche vous risqueriez d'avoir faim et d'être fatigué.

J.-C. B. — *Précisément, je n'ai pas ressenti de fatigue pendant mes trois mois de régime, est-ce une règle absolue ?*

Dr. C. — Vous savez bien qu'en matière d'organisme humain il n'y a pas de règle absolue. Quelquefois, l'obèse qui suit ce régime pourra ressentir une certaine lassitude. Cette fatigue est souvent un alibi : « Je suis fatigué, c'est mon régime qui me fatigue : donc, j'arrête mon régime ! » En tout état de cause, il vaut mieux prévenir cette lassitude en prenant, dès le début du régime et sur prescription médicale vendue en pharmacie, un ou deux comprimés d'une préparation multivitaminée.

J.-C. B. — *Que se passe-t-il quand on fait un écart ? Je me souviens qu'en plein régime, je n'ai pu résister à une cuillère à café de mayonnaise pour accompagner un crustacé...*

Dr. C. — Il ne faut jamais dire : « Oh, allez pour une fois je me laisse aller, je rattraperai ça demain... » C'est la meilleure façon de faire des efforts pour rien, car le dessert d'hier, le verre de vin d'aujourd'hui, les frites de demain, annulent complètement la discipline alimentaire que vous vous êtes pourtant imposé pour retrouver votre ligne. Si vous voulez réussir votre perte de poids, ne tolérez pas d'exception, ne faites pas, comme on dit, l'assiette buissonnière, c'est le plus grand service que vous puissiez rendre à vos efforts.

J.-C. B. — *C'est le moment de faire un effort pour réaliser une cuisine minceur appétissante.*

Dr. C. — Effectivement. L'ennui c'est bien connu, naît toujours de l'uniformité. Les endives à l'eau, le steack grillé, cela va bien un temps, court d'ailleurs ; au bout de huit jours, à moins d'avoir l'enthousiasme chevillé au corps, c'est le dérapage ! En revanche, une terrine d'endives c'est plus agréable et cela permet de mieux tenir le coup. Vous comprenez bien que si le contenu de votre assiette est insipide et modéré, vous serez toujours tenté par ce qu'il y a dans celle du voisin.

C'est la raison pour laquelle il faut gastronomiser la diététique en mettant un peu d'imagination dans la cuisine. C'est d'ailleurs une cuisine que chacun, même les moins doués, peut pratiquer sans trop de complications. Je vous l'assure ; la gastronomie n'est pas incompatible avec la diététique. Toute une cuisine contemporaine se fait fort d'en apporter la preuve : on peut très bien associer l'art du bien-manger (gastronomie) à celui du manger-bien (diététique). Il s'agit de suivre les indications que nous donnons plus loin dans ce livre. Mais il est important que notre lecteur s'intéresse à ce qu'il mange, qu'il réfléchisse à ses menus, qu'il varie au maximum son alimentation car c'est l'une des conditions pour assurer le succès du régime. Ainsi, non seulement notre lecteur pourra manger à volonté mais il mangera avec appétit des plats bien présentés et agréables.

J.-C. B. — *Maintenant notre lecteur en sait suffisamment pour commencer la première étape : maigrir en mangeant* bien, *à volonté.*

Dr. C. — Et il doit commencer son régime à cette seconde précise. Ne pas se dire, « allez ! je prends ma dernière pâtisserie ou une ultime glace à la chantilly ». Il ne faut pas enterrer sa vie d'obèse comme on enterre sa vie de garçon, en pratiquant des excès supplémentaires qui seront autant de grammes superflus à faire fondre.

J.-C. B. — *Docteur Creff, imaginons donc, que notre lectrice, ou notre lecteur, ait retrouvé son poids de forme. Vous nous précisiez il y a un instant que le plus dur restait à faire...*

Dr. C. — Ce n'est peut-être pas le plus dur mais il va, en effet, être nécessaire de stabiliser ce poids idéal retrouvé. Le principe est extrêmement simple. Pendant deux ou trois mois, le nouveau mince va réintroduire dans son alimentation un des aliments qu'il a supprimés pendant la phase de fonte des kilos de graisse.

J.-C. B. — *Il va pouvoir à nouveau manger de tout, les pâtes, des desserts, des pommes de terre, boire du vin ?*

Dr. C. — Oui, mais pas dans n'importe quel ordre.

J.-C. B. — *Les moins attractifs d'abord j'imagine ?*

Dr. C. — Pas du tout ! C'est exactement le contraire. Notre lecteur, une fois atteint son poids idéal, recommencera à manger le plat qui lui aura le plus manqué pendant son régime.

J.-C. B. — *Imaginons que ce soit les frites !*

Dr. C. — Aucun problème. Il pourra manger son assiette de frites, mais attention, une seule fois dans la semaine qui suivra l'arrêt du régime.

J.-C. B. — *Et il ne va pas se mettre à reprendre du poids ?*

Dr. C. — L'acquis de la première semaine de stabilisation se prolonge sans reprise de poids à la condition de respecter cette règle simple : réintroduisez dans votre alimentation, un plat par semaine en commençant par ceux qui vous ont essentiellement le plus manqué. Et surtout continuez à vous peser chaque semaine. Fixez-vous un poids limite à ne jamais redépasser.

Ne laissez pas s'installer le premier kilo de trop. M. de la Palice disait que lorsqu'on ne prend pas le premier on ne peut pas prendre le second... Si, néanmoins vous reprenez ce kilo fatidique, c'est que votre alimentation est devenue à nouveau trop riche en lipides (matières grasses, sauces...) en glucides (sucres, féculents, farineux), en alcool, ou déséquilibrée.

J.-C. B. — *Se peser une fois par semaine...*

Dr. C. — Oui, c'est suffisant. Il ne faut pas devenir les obsédés du pèse personne.

J.-C. B. — *J'ai constaté que mon poids n'était jamais stable. La balance accuse des différences allant jusqu'à 600 grammes.*

Dr. C. — Ces variations sont tout à fait normales. A

condition qu'à une prise de poids de 600 g succède une perte de poids équivalente dans les jours qui suivent. Ce qui compte c'est la moyenne. Il est évident que si vous preniez 500 grammes par jour, cela deviendrait inquiétant !

J.-C. B. — *Que faut-il faire si ces 500 grammes supplémentaires se maintiennent ?*

Dr. C. — Revenir en arrière de huit jours, c'est-à-dire reprendre le régime de la semaine précédente.

J.-C. B. — *Par exemple, la première semaine, j'ai consommé une assiette de frites, la deuxième semaine des pâtes, la troisième, un dessert et là j'ai constaté une prise de poids qui se maintient... Je supprime donc le dessert et j'en reste aux frites et pâtes, une fois par semaine pour chacun de ces plats.*

Dr. C. — Exactement.

J.-C. B. — *Et quand peut-on recommencer à manger un dessert pour reprendre mon exemple ?*

Dr. C. — Quinze jours après le premier essai. Si tout va bien, si votre poids reste stable, vous continuez d'introduire dans votre alimentation un plat jusqu'alors interdit, chaque semaine.

J.-C. B. — *Et si dès le troisième ou quatrième plat on reprend du poids ?*

Dr. C. — Alors c'est que vous avez atteint le niveau d'équilibre de votre alimentation. C'est là qu'intervient la partie décisive que vous avez engagée contre votre corps et ses cellules à graisse.

Si vous reprenez du poids, restez-en alors à la semaine précédente et n'en bougez plus, c'est à ce prix que vous maintiendrez votre ligne retrouvée.

J.-C. B. — *C'est un point important car c'est à ce stade que les quelques efforts faits pour perdre du poids peuvent être anéantis. Alors, docteur Creff, voulez-vous être très clair sur ce point fondamental et nous détailler ce que notre lecteur devra faire dès qu'il aura atteint la ligne idéale et le poids idéal...*

Dr. C. — Dès que notre lecteur aura atteint ce poids idéal, il devra suivre avec attention le régime de stabilisation que voici : première semaine : régime amaigrissant de la première phase (poissons, viandes, volailles, crustacés, gibier, légumes verts, etc.).

+ 1 fruit par jour, au choix.

J.-C. B. — *Ça fait donc deux fruits par jour, puisque nous avions déjà droit à un fruit.*

Deuxième semaine...

Dr. C. — Lors de la deuxième semaine qui suit le régime, vous ajoutez à celui de la première semaine détaillée ci-dessus : une cuillère à soupe d'huile de table par jour.

J.-C. B. — *Dans ce que l'on veut ?*

Dr. C. — Oui, pour faire revenir une viande ou sous forme d'assaisonnement.

J.-C. B. — *Troisième semaine ?*

Dr. C. — Vous ajoutez au fruit et à la cuillère d'huile supplémentaire par jour, un plat de pommes de terre *par semaine.*

J.-C. B. — *Par semaine et non par jour, nous avons bien noté. Mais qu'appellez-vous exactement un plat ?*

Dr. C. — C'est l'équivalent de deux pommes de terre moyennes que vous pouvez consommer sous la forme qui vous fait le plus plaisir : frites (les rendre moins grasses en les faisant rouler dans un papier absorbant), purée au lait écrémé, en salade, à la vapeur.

J.-C. B. — *Un plat de deux pommes de terre, c'est plutôt un échantillon !*

Dr. C. — Il faut un commencement à tout ! Cette relativement modeste quantité de pommes de terre, réapprendra à votre corps à l'assimiler sans pour autant le transformer en graisse. N'oubliez jamais que nos cellules graisseuses ne meurent jamais. Elles sont toujours là, au niveau de nos anciens bourrelets et ne demandent qu'à se remplir ! Ne leur faites pas cette joie, qui aboutirait à votre déplaisir !

J.-C. B. — *Quatrième semaine ?*

Dr. C. — En plus du régime de la troisième semaine (1 fruit, 1 cuillère d'huile par jour, 2 pommes de terre par semaine) vous ajoutez un plat de pâtes alimentaires.

J.-C. B. — *Ne me dites pas docteur Creff, qu'un plat c'est... deux pâtes en moyenne.*

Dr. C. — C'est 60 grammes (poids sec). Croyez-en mon expérience, on apprécie d'autant plus ce que l'on mange qu'il n'y en a pas une quantité industrielle.

J.-C. B. — *Des pâtes à la sauce tomate ?*

Dr. C. — A la sauce tomate, ou au beurre, ou en gratin, ou au fromage. Mais dans les proportions autorisées par le régime.

J.-C. B. — *Exemple, si on choisit les pâtes au beurre, pour l'instant c'est 15 grammes ?*

Dr. C. — Et ces 15 grammes représentent la quantité quotidienne. Donc pas de beurre au petit déjeuner, mais sur les pâtes. Il faut choisir ses plaisirs.

J.-C. B. — *Cinquième semaine ?*

Dr. C. — Le régime de la quatrième semaine auquel on ajoute un plat de riz.

J.-C. B. — *60 grammes ?*

Dr. C. — 60 grammes ! toujours poids sec.

J.-C. B. — *Là encore, un plat de riz par semaine avec la quantité de matière grasse autorisée.*

Dr. C. — Oui, et je rappelle à notre lecteur que cette quantité de matières grasses est de 15 grammes de beurre et une cuillère à soupe d'huile par jour. Vous pouvez donc répartir ou concentrer les trois repas ou les concentrer sur un seul plat selon votre bon plaisir. L'essentiel étant de ne pas dépasser cette quantité.

J.-C. B. — *Peut-on se préparer ce premier plat de riz au lait sucré ?*

Dr. C. — Tout à fait, mais à la condition d'employer du lait écrémé et de ne pas dépasser la dose de sucre quotidiennement autorisée : nous en sommes pour l'instant à 3 sucres n° 4 par jour. Si davantage de sucre est nécessaire, il faut alors utiliser un produit de remplacement que l'on trouve en pharmacie.

J.-C. B. — *Ces produits sont-ils néfastes pour l'organisme ? On entend souvent dire : c'est cancérigène !*

Dr. C. — Non ! je vous l'ai dit, on a beaucoup exagéré le caractère dangereux des édulcorants. Il est certain qu'on a pu voir apparaître un cancer de la vessie chez les souris avec 200 fois la dose usuelle de saccharine. Mais, outre que nous ne sommes pas des souris, qui, parmi nous pourrait absorber 200 comprimés de saccharine par jour ? De toute façon, saccharine et autres cyclamates, édulcorants de la même génération, sont dépassés. Ils sont actuellement remplacés par ceux de la deuxième : les « protéines douces ». L'aspartam notamment, que l'on trouve en pharmacie et qui sont vraiment sans danger.

J.-C. B. — *Nous en sommes à la sixième semaine et vous n'autorisez toujours pas d'alcool.*

Dr. C. — Vous savez, nous pouvons très bien vivre sans alcool en modifiant nos habitudes alimentaires. N'oubliez pas que l'alcool est un merveilleux produit pour emplir nos cellules à graisse. Cependant le vin fait tellement partie de nos habitudes nationales que, si vous y tenez, vous allez pouvoir dès cette sixième semaine, ajouter à tous les plats autorisés, un verre de vin *par jour.*

J.-C. B. — *Par, jour, pas par repas. Autant alors prendre un excellent vin !*

Dr. C. — Si possible, bien sûr, mais le cru et la couleur importent peu. De plus, je souligne bien qu'il ne s'agit pas du tout d'une consommation obligatoire. Si notre lecteur buvait peu d'alcool, ou s'il a réussi à se débarrasser de cette habitude sans trop d'efforts, je l'engage vivement à consommer uniquement de l'eau, il ne s'en portera que mieux tout en conservant sa nouvelle ligne.

J.-C. B. — *Septième semaine ?*

Dr. C. — Vous ajoutez chaque jour une portion de 30 grammes de fromage.

J.-C. B. — *Si je compte bien, cela nous fait maintenant deux parts de fromage par jour, car dans la première partie du régime, un morceau de fromage était déjà obligatoire.*

Dr. C. — Exactement et je précise : n'importe quel fromage...

J.-C. B. — *Nous arrivons maintenant à la dernière semaine du régime de stabilisation : la huitième.*

Dr. C. — Cette fois en effet le régime de stabilisation se termine. Au cours de cette huitième et dernière semaine, notre lecteur pourra porter à cent grammes sa ration de pain quotidien et ajouter deux morceaux de sucre n° 4 aux trois sucres de la même grosseur déjà autorisés.

J.-C. B. — *Grosseur n° 4, ce n'est pas forcément marqué sur les boîtes de sucre, j'ai vérifié...*

Dr. C. — Ce sont de petits sucres, l'équivalent d'une cuillère à café rase.

J.-C. B. — *A partir de la neuvième semaine, liberté de manger ce que l'on veut.*

Dr. C. — Exactement. Mais c'est une liberté surveillée car notre lectrice ou notre lecteur, savent maintenant qu'ils ont toujours sur eux des millions de cellules à graisse (les adipocytes) qu'ils ont réussi à vider de leur contenu. N'oubliez jamais que ces réservoirs à graisse feront partie de votre corps toute votre vie. Il est donc vital de surveiller votre poids au moins une fois par semaine et éventuellement de reprendre votre régime à la moindre prise de poids. Fixez-vous pour cela un poids maximum autorisé qui sera pour vous la cote d'alerte.

J.-C. B. — *Mais normalement le poids doit rester stable malgré la liberté d'alimentation retrouvée après deux mois de régime de stabilisation.*

Dr. C. — Et c'est sans doute ce qui étonne notre lecteur : pourquoi le poids reste-t-il stable alors qu'il est maintenant autorisé à manger de tous les plats ? La clef de l'explication est simple : ce régime a permis de faire un nouveau réglage du ponderostat.

J.-C. B. — *Le ponderostat, nous l'avons vu, c'est le centre qui réunit toutes les informations et qui déclenche ou stoppe la faim.*

Dr. C. — Désormais, cette sorte de jauge biologique a subi un nouveau réglage grâce aux deux phases du régime : la phase d'amaigrissement, puis celle de la stabilisation. Notre lecteur ou notre lectrice sont plus minces. Ils ont éliminés leurs kilos superflus c'est-à-dire qu'ils n'ont plus à nourrir toutes ces cellules à graisse. Donc notre lecteur à moins faim parce qu'il est moins lourd. Alors que jusqu'à la fin de la première phase ou presque, il devait absorber un surcroît de nourriture pour nourrir aussi ses kilos superflus.

J.-C. B. — *D'autant que vous m'avez expliqué que ces fameuses cellules à graisse (les adipocytes) ont une sorte de mémoire. Si nous recommençons à manger n'importe comment elles vont en profiter pour se gaver, pour reconstituer leurs réserves de graisse.*

Dr. C. — Oui ! Ce qui compte essentiellement ce n'est pas tellement maigrir, c'est ne pas reprendre de poids, rester stable... Au fond le but de l'opération c'est réapprendre à manger. Voyez-vous ! 50 grammes de pain aujourd'hui et 50 grammes de pain dans dix ans, c'est toujours 50 grammes de pain. Or, si l'on grossit avec 50 grammes et pas avec 30, il faut réapprendre à ne manger que 30 grammes et à se contenter de 30 grammes : mais il n'est pas question, pour autant de supprimer le pain le reste de son existence !

Il est donc fondamental de réapprendre à manger. Sinon, vous le savez, les mêmes causes engendrent les mêmes effets.

J.-C. B. — *Est-il vraiment impossible de changer son « tempérament » ? Est-ce qu'au bout d'un certain temps ces fameuses cellules à graisse ne finissent pas par perdre leur « mémoire ».*

Dr. C. — A la longue, si, cela est possible, mais à la condition de rester à un poids stable, votre poids de forme retrouvé, une très longue période de temps. Alors, peu à peu, les cellules à graisse « oublient » leur vocation.

J.-C. B. — *Qu'appelez-vous une longue période ?*

Dr. C. — C'est très variable d'un sujet à l'autre, mais en moyenne au moins une bonne année. Encore convient-il de prévenir la personne qui a maigri qu'elle restera plus vulnérable que celle qui n'a jamais été confrontée aux problèmes de poids. Par exemple, cette femme qui avait pris quelques kilos après chacune de ses grossesses, qui les avait perdus sous l'influence du régime, qui était restée stable dix ou quinze ans, peut très bien regrossir dans la période préménopausique. Par conséquent, avoir été gros est indiscutablement, je ne dirais pas une infirmité, mais un certain handicap. Mais quand on le sait on peut aussi réagir dès la reprise du premier kilo.

J.-C. B. — *Si on a été gros, si on a un « tempérament » à prendre du poids, on ne pourra donc jamais manger de tout, sans limitations ?*

Dr. C. — Si vous recommencez les mêmes erreurs alimentaires, vous reprendrez aussitôt du poids. N'oubliez jamais, je vous l'ai déjà dit, que les mêmes causes engendrent les mêmes effets.

J.-C. B. — *Alors ! obèse un jour, obèse toujours ? On ne peut donc pas changer un « tempérament » ?*

Dr. C. — Hélas non ! C'est pourquoi, si notre lecteur a tendance à « profiter » comme disent souvent mes patients, il devra faire attention toute sa vie. Ceux qui affirment le contraire ne sont pas sérieux. Il n'y a pas de miracle.

J.-C. B. — *Pourtant, vous avez dit : après la huitième semaine du régime de stabilisation, hop ! on peut remanger de tout !*

Dr. C. — Et je continue à l'affirmer. C'est vrai, qu'à partir de la huitième semaine du régime de stabilisation, vous pouvez manger de tous les aliments. Mais dans des proportions *raisonnables.*

J.-C. B. — *Raisonnables, c'est vague !*

Dr. C. — Non c'est très précis. Car cette précision vous sera donnée par votre balance. La certitude du succès, c'est la pesée régulière, mais pas plus d'une fois par semaine. L'alarme, ce sera le premier kilo repris.

J.-C. B. — *Le fameux poids d'alerte que l'on ne doit jamais dépasser...*

Dr. C. — Ça ce serait l'idéal ! Mais je préviens tout de suite notre lecteur que ce poids d'alerte est parfois malheureusement atteint et dépassé. Car après la période de régime et la constatation du succès, il y a souvent une baisse de la garde psychologique. Notre lecteur va être ravi d'avoir perdu les 5 ou 20 kilos qu'il devait perdre. Après plusieurs mois de régime et l'arrivée du succès, il aura tendance à penser en termes de récompense. « J'ai été sérieuse pendant trois mois, allez, je m'octroie un gros écart, je peux me permettre de prendre 500 grammes puisque j'ai perdu 10 kilos ! Après tout ! ce n'est pas si difficile de maigrir ! Si je reprends une livre, je sais comment faire pour la perdre ! Voilà souvent l'erreur qui est commise.

J.-C. B. — *Mais si on s'octroie effectivement ce que vous appelez un gros écart et que l'on prenne 500 grammes, ne peut-on limiter les dégâts en reprenant la première partie du régime pendant deux ou trois jours ?*

Dr. C. — Tout à fait. Seulement, c'est là le tournant décisif. Prenez un cas réel, récent. Une femme de 38 ans viens me voir. Elle pèse 65,500 kg et mesure 1,60 m. C'est le type de la petite boulotte. Elle a conscience qu'elle est trop grosse. Elle suit le régime à la perfection. Elle va perdre 11 kilos en quatre mois. Voilà une femme heureuse, qui a retrouvé sa silhouette de 20 ans. Son mari la redécouvre ; ses amis la fêtent ; on l'invite plus souvent, on boit, on mange ; bref sa vie change totalement physiquement et moralement. Conséquence : le premier kilo est vite repris.

J.-C. B. — *C'est là que tout peut basculer dans un sens ou dans un autre !*

Dr. C. — Absolument. « Un kilo de plus ce n'est rien ! se dit la jolie dame. J'ai tout de même perdu 10 kilos par rapport à mon poids d'il y a quelques mois. » Et puis le deuxième kilo arrive très vite parce qu'elle n'a pas réagi !

J.-C. B. — *Là encore même raisonnement : non pas : « j'ai repris 2 kilos », mais : « j'en ai perdu 9 » !*

Dr. C. — Et de kilo en kilo voici qu'elle va perdre tout le bénéfice de son effort. Alors je souligne : pas de pitié pour les cellules graisseuses sous peine d'échec : dès le premier kilo repris, hop ! le régime n° 1 jusqu'à ce que vous ayez retrouvé votre poids idéal. Et surtout faites attention, c'est la meilleure façon de garder l'aiguille de votre balance sur le même poids. Si vous ne reprenez pas le premier kilo, vous ne prendrez pas le second.

J.-C. B. — *Alors nous serons au régime toute notre vie !*

Dr. C. — Absolument pas puisque vous pouvez manger à volonté la longue liste d'aliments du régime n° 1 et tous les autres aliments en quantité raisonnable.

En réalité, les seuls aliments que nous devons consommer de façon raisonnable ce sont *les féculents* (pois, lentilles, haricots secs) *les farineux* (pâtes, riz, pommes de terre, pain, pâtisseries) les sucres et les alcools.

J.-C. B. — *Vous nous mettez face à une réalité assez dure !*

Dr. C. — La réalité, c'est la vérité. Si chacun de nos lecteurs comprend mieux maintenant la réalité, s'il sait comment fonctionne son organisme, il a acquis un énorme avantage. J'ajoute qu'il ne faut pas dramatiser... Un excellent repas bien arrosé à condition que ces « extras » restent exceptionnels est parfaitement admissible.

J.-C. B. — *Exceptionnel ?*

Dr. C. — Eh bien ! pas plus d'une fois par semaine ! Il n'est pas question que notre lecteur devienne le ou la trouble-fête des mariages, des communions ou des repas de Noël ! Il faut que désormais vous compreniez bien que le plus important réside dans les modifications que vous devez *définitivement* adopter dans votre façon de vous nourrir. Ne commettez surtout pas l'erreur de manger exactement comme avant votre régime n° 1.

Il faut que tout naturellement vous ayez une nouvelle façon de vous nourrir. Rappelez-vous que l'excès de poids n'est pas une maladie en soi. C'est un tempérament. Or, on ne guérit pas un tempérament. Mais on peut toujours lui adapter une nouvelle façon de manger.

COMMENT CONSERVER VOTRE MINCEUR EN CHANGEANT VOS HABITUDES

Jean-Claude BOURRET. — *Vous évoquiez tout à l'heure les repas exceptionnels auxquels on peut succomber de temps à autre. Mais vous oubliez un côté pratique qui touche un certain nombre de lecteurs : les invitations chez les amis, le restaurant...*

Docteur CREFF. — Au restaurant, c'est facile. J'y vais quelquefois et je ne connais pas de carte, fut-elle la plus modeste, qui ne permette de suivre son régime, quelle qu'en soit l'étape : amaigrissement, stabilisation, retour à la normale. Dans la première partie de votre régime, vous avez droit à toutes les viandes, tous les poissons, toutes les volailles, tous les crustacés, tous les légumes verts. Il faut donc profiter de la vogue des grillades (viandes ou poissons) ou des poissons pochés pour se régaler tout en suivant simplement son régime. Et puis il y a quantités de plats de viande, les gigots, le baron d'agneau, les côtelettes grillées, etc. Tout cela accompagné, à votre demande, d'une garniture compatible avec votre régime. Bien sûr, pas de sauces !...

J.-C. B. — *Je me suis toujours demandé pourquoi les plats « en sauce » faisaient grossir ?*

Dr. C. — Réellement ? Ne jouez pas les Candide ! Comme si vous ne saviez pas que pratiquement toutes les sauces sont plus ou moins grasses. Plutôt plus que moins, d'ailleurs !

J.-C. B. — *Et au dessert ?*

Dr. C. — Un fruit dans la première partie du régime. Un morceau de gâteau de proportions raisonnables ou un sorbet par la suite.

J.-C. B. — *Et si l'on succombe à un dessert dans la première partie du régime, celle où le sucre est presque totalement interdit (à l'exception des 3 morceaux autorisés).*

Dr. C. — Ne prenez alors qu'une toute petite portion ; évidemment ne vous resservez pas !

J.-C. B. — *N'y a-t-il pas des cas où l'on craque vraiment, où l'un de vos patients va littéralement dévaliser une pâtisserie ?*

Dr. C. — Nous sommes tous à la merci du premier chou à la crème venu ! Que dire de notre gros gourmand par essence, tristement enfermé dans la mélancolique nostalgie de ses carottes râpées et de ses endives à l'eau ? Un beau jour, comme on dit maintenant, il en a ras-le-bol ! ! Qui pourrait lui en vouloir ? Il a cédé à la tentation, il en a retiré une jouissance immédiate, malheureusement momentanée, car peu de temps après il est amer et désabusé. Il se traite d'idiot. Et à la limite il re-mange, mais de rage, cette fois !

J.-C. B. — *Peut-on manger du pain à volonté ?*

Dr. C. — Quelle drôle de réflexion ? Il n'a jamais

été question de cela. J'autorise un quart de baguette au maximum pendant la première partie du régime. Mais ensuite, après les huit semaines de stabilisation, il n'est pas question d'avaler un pain de 3 kilos par jour ! Mangez du pain, c'est un excellent aliment dont on peut regretter que la consommation ait tellement diminuée ce dernier demi-siècle, mais là encore, raisonnablement.

J.-C. B. — *J'allais vous demander de préciser ce « raisonnablement ». Mais vous allez me répondre une nouvelle fois : c'est votre balance qui en décidera !*

Dr. C. — Tout à fait. Cela dit, une demi-baguette à une baguette par jour pour un sujet normal me paraît une quantité raisonnable cela dépend de votre activité physique.

J.-C. B. — *Les alcools ?*

Dr. C. — Et d'abord les apéritifs. Chez les amis, comme au restaurant, c'est la première chose que l'on vous propose. Prenez l'habitude de prendre un apéritif sans alcool : jus de tomate par exemple. Et si vous ne pouvez résister, mettez seulement un doigt d'alcool dans beaucoup d'eau ou essayez de vous contenter d'une petite coupe de champagne ou d'un demi-verre de vin.

J.-C. B. — *Boire glacé a-t-il une influence sur notre digestion ?*

Dr. C. — Tout ce qui est consommé glacé, solide ou liquide, à une indiscutable influence sur le tube digestif, en provoquant une contraction brutale de la vésicule biliaire. C'est cette action brutale que l'on recherche avec les desserts glacés. Ils aident à la digestion, mais il peut en résulter des désordres digestifs (douleur de la région hépatique, diarrhée...). Par conséquent mieux vaut éviter de boire trop froid.

J.-C. B. — *Les amuse-gueule ?*

Dr. C. — Attention à eux ! Souvent ils sont salés ou sucrés, quand ce n'est pas les deux à la fois. Ils sont très riches sous un faible volume et donc dangereux pour votre ligne. Prenez-en trois ou quatre mais ne vous en gavez pas. Vous réveilleriez vite vos cellules à graisse qui toutes « portes ouvertes » emmagasineraient les excédents.

J.-C. B. — *Au fond, c'est une nouvelle façon de vivre que vous nous proposez, mais une nouvelle vie avec quelques contraintes.*

Dr. C. — Pourquoi dites-vous des contraintes ? Le problème est tout simple ! Vous avez le choix entre les inconvénients de vos kilos superflus et les avantages de votre nouvelle vie de femme ou d'homme minces. Si vous préférez subir la contrainte de vos excédents de graisse, personne n'y trouvera à redire, sauf peut-être celui ou celle qui vous aime... et surtout, à la longue, votre santé !

J.-B. C. — *Vous venez de nous exposer quelques lignes force de notre nouvelle vie diététique, voulez-vous que nous résumions tout cela en imaginant une journée type. D'abord, le petit déjeuner...*

Dr. C. — Bien manger, ou plus exactement manger bien, ne jamais avoir faim sont des principes qui devront toujours régir votre façon de vivre. Le petit déjeuner doit être copieux. C'est le premier repas de votre journée de travail, vous devez donc emmagasiner suffisamment d'énergie, de calories, pour « tenir le coup ». Le mélange café au lait est parfois indigeste. Choisissez l'un ou l'autre...

J.-C. B. — *Si l'on choisit le lait, doit-il toujours être écrémé ?*

Dr. C. — De préférence. Un litre de lait entier contient tout de même 35 g de graisse. Vous me direz qu'on consomme rarement un litre de lait au petit déjeuner ! D'un autre côté, 100 g, c'est-à-dire la ration habituelle pour un petit déjeuner, ne représente que 3,5 g, ce qui est négligeable ! Mais, c'est égal, autant limiter la consommation des graisses cachées !

J.-C. B. — *Le pain, le beurre, la confiture, le miel... sont-ils autorisés ?*

Dr. C. — Absolument, mais de façon raisonnable. N'oubliez pas non plus les aliments protéiques.

J.-C. B. — *Protéiques ?*

Dr. C. — C'est-à-dire contenant des protéines. Autrement dit, vous pouvez un jour manger deux œufs, le lendemain une viande froide, puis par exemple deux tranches de jambon, un yaourt, du fromage, du lait, le tout avec un fruit ou un jus de fruit.

J.-C. B. — *Peut-on remplacer le repas de midi par un sandwich ?*

Dr. C. — Il faut éviter de sauter un repas. Mangez plutôt une tranche de viande froide, un yaourt, une pomme. Mais ce genre de « repas » ne doit pas être consommé trop souvent !

J.-C. B. — *Ah ! une question très importante. Faut-il toujours boire 1,5 à 2 litres d'eau par jour !*

Dr. C. — Oui, le régime aura eu ceci de bon : non seulement vous aurez réappris à manger, mais vous aurez aussi réappris à boire.

De toute façon, rappelez-vous ce que je vous ai dit : ce qui compte ce n'est pas ce que l'on boit, mais ce que l'on élimine. Et une bonne diurèse, une bonne élimination rénale, c'est 1,5 litre par jour.

J.-C. B. — *Et le vin de table ?*

Dr. C. — Jamais plus d'un demi-litre par jour. Evidemment, il s'agit là d'une quantité maximum. Si vous succombez à un apéritif ou à un digestif, il faudra diminuer par deux (1/4 de litre) la quantité de vin journalière. L'idéal est de se passer complètement de boissons alcooliques. Je vous assure que ce n'est pas traumatisant et que l'on y arrive très bien. N'oubliez pas qu'un litre de vin à 10°, c'est 560 calories, c'est-à-dire à peu près le cinquième de la ration calorique quotidienne d'un homme actif.

J.-C. B. — *Il est peut-être souhaitable de rappeler que la bière et le cidre sont également des boissons alcooliques... combien de bières par jour sont-elles autorisées ?*

Dr. C. — Dans le cas où notre lecteur ne consommerait que de la bière, il ne devra pas dépasser un litre par jour.

J.-C. B. — *Y a-t-il une règle simple à appliquer, facile à retenir, pour que notre lectrice ou notre lecteur, redevenu mince, se souvienne* toute sa vie *de ce qu'il doit faire.*

Dr. C. — Absolument ! Il n'a qu'à penser au 421...

J.-C. B. — *421 ? C'est facile à retenir, mais encore faut-il comprendre !*

Dr. C. — 421 GPL, le Grand Prix de la Ligne. Voilà, toute votre vie pensez à cette formule et vous gagnerez la bataille que mènent sournoisement contre vous, et en permanence, vos cellules graisseuses. Alors l'explication :

Eh bien, 421 GPL signifie :

4 parts de glucides (G)

2 parts de protides (P)

1 part de lipides (L).

J.-C. B. — *Reprenons dans l'ordre : 4 parts de glucides.*

Dr. C. — Cela veut dire quatre portions d'aliments glucidiques :

1 — une crudité (légumes verts ou fruit)

2 — une « cuidité »

J.-C. B. — *Une cuidité ?*

Dr. C. — Un néologisme, un mot nouveau que j'ai créé pour que notre lecteur comprenne bien ce que cela veut dire : cuidité ; légume vert ou fruit que l'on a fait cuire (par exemple, choux de Bruxelles, ou épinard ou pomme au four).

3 — un féculent ou un farineux (pommes de terre, pâtes, riz, pain).

4 — un aliment sucré (pâtisserie, confiture, miel, etc.).

J.-C. B. — *Voilà pour l'explication du premier chiffre 421 du Grand Prix de la Ligne.*

Maintenant, le deuxième chiffre ; le 2 et la deuxième lettre : le P.

Dr. C. — Chaque repas doit non seulement comprendre les 4 portions d'aliments glucidiques que nous venons de détailler, mais aussi 2 portions d'aliments protidiques.

1 — avec calcium : fromage, yaourt, lait,

2 — sans calcium : viande, poisson, œuf, volaille, crustacés.

J.-C. B. — *Enfin, explication du troisième chiffre et de la troisième lettre de 421 GPL.*

Dr. C. — Il faut enfin 1 portion de lipides, c'est-à-dire d'un corps gras d'assaisonnement mais partagé entre :

— 1/2 portion de corps gras animal (beurre sur le pain, sur la viande ou sur les légumes),

— 1/2 portion de corps gras végétal (huile pour la salade ou les crudités).

J.-C. B. — *421 GPL c'est le secret de la ligne permanente ?*

Dr. C. — C'est le secret du bien vivre. Toute votre vie, vous serez confronté au même problème étant donné votre « tempérament » : manger à volonté des aliments de la première partie (viandes, volailles, gibier, poissons, crustacés, légumes verts, lait écrémé, fromage à zéro % de matière grasse) et manger sans excès des autres. Cette discipline ne se conçoit qu'avec une surveillance constante de votre poids. Au moindre laisser-aller alimentaire, dès le premier kilo repris, il faut immédiatement contre-attaquer et repasser à la première partie du régime pour réparer.

J.-C. B. — *Notre lecteur trouvera en fin d'ouvrage les mini-fiches pratiques qu'il pourra glisser dans sa poche pour être sûr de ne rien oublier... Cette nouvelle méthode d'alimentation doit-elle s'accompagner de modification de nos activités ?*

Dr. C. — C'est indispensable. Pour apprendre à bien vivre, il faut d'abord savoir dormir. Passez au moins neuf heures au lit dont huit de sommeil. Essayez de vous coucher à peu près à la même heure.

J.-C. B. — *Ne me dites pas qu'il ne faut plus sortir le soir !*

Dr. C. — Bien sûr que non ! Mais tous les soirs c'est trop. Là encore, la raison doit trancher pour aboutir à un compromis heureux pour votre vie personnelle et familiale. Essayez également de reprendre une activité physique régulière. 421 GPL + sport + sommeil régulier = le secret de la ligne, et d'une bonne santé.

J.-C. B. — *Nous savons maintenant tout ce qu'il faut faire et ne pas faire pour perdre du poids et ne pas reprendre de kilos superflus. J'imagine que beaucoup de nos lectrices et lecteurs sont mères et pères de famille et qu'ils se posent des questions sur la nourriture de leurs enfants. Ce sera l'objet de notre prochaine conversation.*

ALLEZ-VOUS FAIRE DE VOTRE ENFANT UN FUTUR GROS ?

Jean-Claude Bourret. — *Vous avez rapidement évoqué les deux âges critiques de l'enfant face à l'obésité : deux ans et douze-quatorze ans. Pouvez-vous préciser ?*

Docteur Creff. — En réalité, c'est bien souvent au cours des neuf premiers mois de sa vie, alors qu'il est encore dans le ventre de sa maman, que le petit être si dépendant de sa mère est ou n'est pas prédisposé à devenir un futur gros. De multiples expériences ont été faites. Elles prouvent que l'alimentation de la mère est décisive pour l'avenir du « tempérament » de son enfant.

J.-C. B. — *Vous évoquez des expériences...*

Encore les souris ?

Dr. C. — Non, cette fois ce sont des rates.

Lorsqu'on leur donne de la graisse pendant leur gestation, elles mettent au monde 85 % de petits obèses !

J.-C. B. — *Etes-vous sûr que ce qui est valable pour les rats, le soit pour les humains ?*

Dr. C. — Nous avons de fortes présomptions. Des travaux scientifiques récents, nous l'ont montré de façon irréfutable... c'est donc lors des tous premiers mois de la vie, dans le ventre de la maman, que le type d'alimentation absorbée par la mère va déterminer le nombre des cellules musculaires, cérébrales et graisseuses (adipocytes) de son futur bébé.

J.-C. B. — *Quelle responsabilité pour la maman !*

Dr. C. — D'autant que les mamans ont toujours tendance à écouter leur propre mère qui leur dit : tu as deux bouches à nourrir, mange !

J.-C. B. — *Il ne faut pas manger « pour deux » ?*

Dr. C. — La grossesse n'augmente pas beaucoup le besoin énergétique. Ce qui veut dire que la future maman ne devrait pas augmenter sa ration alimentaire sauf dans les trois derniers mois, mais légèrement. L'alimentation de la future maman doit être celle de la vie courante : 421 GPL, mais une accentuation de la consommation des aliments qui permettront de bâtir ùn solide bébé : les protéines joueront ce rôle important, c'est-à-dire le lait et ses dérivés (yaourts, fromages).

J.-C. B. — *Lait et yaourts à zéro % de matière grasse ?*

Dr. C. — Non, pas nécessairement. Mais vous savez bien que la graisse fait grossir !

J.-C. B. — *Y a-t-il d'autres aliments à consommer en priorité par la future maman ?*

Dr. C. — Oui, ceux qui permettent aux globules rouges de notre sang de se former. Ce sont les aliments qui contiennent du fer.

J.-C. B. — *C'est-à-dire ?*

Dr. C. — Le foie, le jaune d'œuf, la viande, les légumes très verts. Ces derniers, les légumes verts, permettent aussi de lutter contre la constipation et apportent au corps de la future maman la vitamine C et plusieurs vitamines du groupe B, indispensables au bon développement du futur bébé. En fin de compte la grossesse n'est pas le moment de manger pour deux, ou comme deux... Mais c'est le moment où il faut manger deux fois mieux !

J.-C. B. — *Quel poids raisonnable une femme enceinte peut-elle prendre chaque mois ?*

Dr. C. — Il ne faut pas dépasser 1,3 kilos par mois, pour l'ensemble de la grossesse, sinon l'enbompoint de la maman se reportera sur son futur bébé. Dès le sixième mois, il ne faut pas hésiter à faire maigrir une future maman qui aurait pris plus de 8 kilos au cours des 6 premiers mois de sa grossesse.

J.-C. B. — *Faire maigrir une femme enceinte ! Voilà qui risque de choquer bien des idées reçues. On a le sentiment confus qu'en « s'attaquant » au corps trop enveloppé de la future maman, on risque de pénaliser son futur bébé ?*

Dr. C. — Non ! Bien au contraire ! A la naissance, l'enfant sera moins gros et ses risques de devenir obèse plus tard, à la puberté et à l'âge adulte, seront moins grands. C'est très tôt, pendant la vie intra-utérine, que se joue le destin pondéral d'un enfant. De surcroît, la grossesse de la mère et aussi l'accouchement n'en seront que facilités.

J.-C. B. — *Quel type de régime doit suivre une femme enceinte de six mois et qui aurait pris plus de 8 kilos ?*

Dr. C. — Tout simplement le régime amaigrissant dont nous avons parlé. Mais en insistant encore une fois sur un apport suffisant en protéines, en vitamines et en sels minéraux, notamment le fer et le calcium.

J.-C. B. — *Il faut donc suivre également de très près le poids d'une femme enceinte ?*

Dr. C. — Oui, et il est nécessaire d'établir une courbe de poids. Il suffit que la future maman se pèse une fois par semaine, le matin à jeun, sur la même balance si possible afin d'éviter les erreurs dues aux différences de réglage.

Enfin, si une femme obèse désire avoir un enfant, il vaut mieux qu'elle commence par maigrir. Sa grossesse n'en sera que plus agréable et son enfant plus beau.

Par ailleurs, l'obésité est facteur de stérilité : nombre de femmes trop grosses ne sont devenues fécondes qu'en perdant du poids.

J.-C. B. — *Voilà de précieux conseils pour la future maman. Venons-en au stade suivant. L'enfant est né. Commence pour lui le premier contact avec la nourriture : le biberon.*

Dr. C. — Un biberon qui contient en fait du lait de vache plus ou moins modifié. Le lait de vache contient, en effet, deux fois plus de protéines que le lait de femme.

J.-C. B. — *Mais il est moins sucré...*

Dr. C. — Exact. Cependant, le lait maternel est sucré par du lactose et non du saccharose.

J.-C. B. — *Quelle est la différence ?*

Dr. C. — Le lactose est le sucre naturel du lait. L'organisme est très bien équilibré, avec un système enzymatique adéquat, pour l'assimiler. De plus, son pouvoir sucrant est relativement faible. Quand vous buvez du lait, vous n'avez pas l'impression de boire quelque chose de très sucré. En revanche, le saccharose, encore appelé sucre de table, ou sucre d'ajout, a un pouvoir sucrant important. Et comme on cherche à diminuer chez l'enfant le « goût du sucre »... Autrefois, le lait contenu dans le biberon de bébé, c'était du lait bouilli, coupé d'eau. Maintenant, trop de laits proposés aux mamans sont trop enrichis surdosés...

J.-C. B. — *Trop riches en quoi ?*

Dr. C. — En protéines, en sodium (sel) en sucre... Résultat : ces laits ne sont pas toujours bien tolérés par le bébé. La maman s'inquiète, change de marque et ajoute dans le biberon « une petite farine ». Le bébé devient repu, il a une digestion difficile à chaque biberon. Le bébé commence alors à prendre du poids, à devenir obèse ce que sa maman traduira avec fierté par : « il est potelé ». On commence ainsi à créer l'obésité avec les meilleures intentions du monde puisqu'il s'agit d'amour maternel.

J.-C. B. — *Que conseillez-vous aux mamans ?*

Dr. C. — D'utiliser un lait spécial dit « humanisé » car sa composition est très voisine du lait maternel.

Il en existe une demi-douzaine...

J.-C. B. — *Précisez Docteur !*

Dr. C. — LACMIL (Jacquemaire) NAN (Nestlé) NATINA (Guigoz) NURSIE (Gallia) S.26 (Wyeth Byla) APTAMYL (Glaxo Evans) NIDINA (Nestlé).

Il faut que les mamans s'en tiennent à l'un de ces laits humanisés sans rien ajouter d'autre à l'alimentation de leur bébé.

J.-C. B. — *Vous voulez dire : ni « petite farine » ni jus d'orange ?*

Dr. C. — Tout à fait. Pas de bouillie, pas de jus de fruit. Mais le mieux, reste le lait de la maman.

J.-C. B. — *Et si elle ne peut allaiter que quelques jours ?*

Dr. C. — Mieux vaut un peu que pas du tout, mais il est exceptionnel qu'une maman qui a commencé à allaiter ne puisse pas continuer plusieurs semaines, car, en un mot, la lactation entretient la lactation.

J.-C. B. — *A partir de quel âge conseillez-vous l'enrichissement de la nourriture de bébé ?*

Dr. C. — A sa naissance, au neuvième mois de la grossesse, un enfant n'est pas « fini ». Il ne dispose pas de tout son équipement enzymatique, c'est-à-dire de tous les éléments biologiques qui lui permettraient de digérer tous les aliments. Il ne maîtrise vraiment bien cet équipement que vers le sixième mois. Il est donc judicieux de diversifier l'alimentation du nourrisson à partir de cet âge.

J.-C. B. — *La régularité des heures de tétée est-elle importante ?*

Dr. C. — Tout a évolué très vite. A la belle époque, les mamans respectaient scrupuleusement l'horaire. Un bébé pouvait pleurer de faim, on attendait l'heure pour satisfaire son appétit. De la même façon, un bébé encore repu qui dormait était réveillé, secoué et on lui enfonçait illico dans la bouche le sacro-saint biberon. C'était l'alimentation à « l'allemande ». Puis est venue la réaction, l'attitude inverse. Ce que l'on a baptisé la tétée « à l'américaine » : au moindre soupir, au moindre pleur : biberon.

J.-C. B. — *C'était aussi une erreur ?*

Dr. C. — Les extrêmes se rejoignent souvent dans l'erreur. Dans le cas de la tétée à « l'américaine », combien de mamans, croyant bien faire, ont créé des générations d'obèses. Car le bébé devenu adulte fera toujours la relation inconsciente entre ses problèmes et la nourriture.

Dès qu'il pleurait on le nourrissait.

Plus tard, à l'adolescence ou à l'âge adulte, il risque de conserver les mêmes conditionnements : dès qu'il aura un problème il va compenser par la nourriture.

J.-C. B. — *Et actuellement, a-t-on trouvé le juste milieu ?*

Dr. C. — Je le pense. La bonne solution se trouve entre les deux extrêmes que je viens de décrire. Chaque nourrisson à son rythme propre que la maman, avec tout son amour, toute son intuition, aura tôt fait de découvrir... La bonne solution c'est donc une liberté de jugement et d'appréciation.

J.-C. B. — *Les quantités de lait dans chaque biberon doivent-elles être strictement identiques ?*

Dr. C. — Comme chacun d'entre nous, le bébé a ses gros repas et ses collations plus légères.

J.-C. B. — *Y a-t-il des règles générales concernant les moments de la journée au cours desquels les bébés prennent généralement leurs gros repas ?*

Dr. C. — Pas précisément. Mais on constate qu'assez rapidement s'instaurent les rythmes de l'adulte.

J.-C. B. — *Vous préconisez le lait maternel ou à défaut un lait « humanisé ». Cela a-t-il une influence sur la croissance du bébé ?*

Dr. C. — Tout à fait. Dans un premier temps les bébés nourris au sein ou au lait humanisé, grandissent moins vite que les bébés nourris au lait et à la farine. Pour être concret, je préciserais que ces bébés-là met tront cinq mois pour doubler leur poids de naissance. Mais il est fondamental que les mamans sachent qu'en agissant ainsi elles ne font pas un enfant plus faible. Au contraire, ce bébé sera non seulement autant, sinon plus résistant, que les « potelés », mais surtout les bébés nourris au sein ou au lait humanisé sont assurés de passer la première période de leur vie sans encombre.

J.-C. B. — *Première période de risque d'obésité que vous situez vers la fin de la deuxième année.*

Dr. C. — C'est le premier âge à risque. Et le bébé nourri à la farine dès les premiers mois de sa vie risque fort de devenir un enfant puis un adulte obèse.

J.-C. B. — *Pourquoi ?*

Dr. C. — Pour une raison très simple : il commence très tôt à utiliser des voies métaboliques de gaspillage... c'est-à-dire que très jeune, il donne à ses adipocytes l'« habitude » de stocker de la graisse.

J.-C. B. — *Est-ce que le poids à la naissance est déjà un signe révélateur d'une future obésité ?*

Dr. C. — Autrement dit un gros bébé, plus de quatre kilos, deviendra-t-il un adulte obèse ?

Les risques sont indiscutablement augmentés. De plus, une prise de poids rapide dans les premiers mois — ce qui ravit souvent la maman — est un facteur de risque indiscutable. Les statistiques de mon service, à l'hôpital Michel montrent que 20 % des enfants obèses avaient pris trop de poids dans les six premières semaines. 34 % avaient trop grossi, trop « profité » entre la sixième semaine et un an, 11 % entre un et cinq ans, 35 % entre cinq et dix ans.

J.-C. B. — *Alors, quels signes d'alarme avez-vous constaté ?*

Dr. C. — Une prise de poids rapide dans les six premiers mois, et notamment une prise de poids rapide dans les six premières semaines est incontestablement un clignotant orange.

J.-C. B. — *Quelle est la bonne progression du poids pour un enfant d'âge scolaire.*

Dr. C. — La moyenne française s'établit aujourd'hui comme suit :

	Age	Poids	Taille
GARÇONS	6 ans	19,8 kg	113,6 cm
	7	21,9	119,5
	8	24,4	124,8
	9	26,8	129,8
	10	29,4	134,5
	11	32,3	139,2
	12	35,7	143,9
	13	40	149,4
	14	44,7	155,5
FILLES	6 ans	19,4 kg	113,5 cm
	7	22,4	118,4
	8	23,8	123,5
	9	26,5	128,8
	10	29,2	133,8
	11	33	139,9
	12	37,6	145,9
	13	42,7	151,5
	14	46,3	154,5

J.-C. B. — *Dans le cas où la maman constate que le bébé grossit trop vite par rapport aux chiffres que vous venez de préciser, doit-elle mettre son bébé au régime ?*

Dr. C. — Bien sûr ! Mais il n'est pas nécessaire d'être trop sévère ! D'autant qu'une légère diminution de la ration pendant 2 à 3 semaines, suffit, le plus souvent. Ce qui compte ce n'est sûrement pas qu'il maigrisse, mais qu'il ne grossisse plus... ou alors très peu, pendant quelque temps.

J.-C. B. — *Y a-t-il des facteurs psychologiques qui déclenchent la prise de poids chez le jeune enfant ?*

Dr. C. — Tout à fait. Les statistiques de l'hôpital Bretonneau sont à cet égard, très significatives.

Les facteurs psychologiques arrivent en tête : dans presque un cas sur trois (31 %) on découvre : un divorce des parents, le décès du père ou de la mère, la naissance d'un cadet, un déménagement, l'entrée à l'école. On trouve ensuite (30 % des cas de prise de poids chez l'enfant) : mise en nourrice, chez la grand-mère, cantine à l'école. Dans 20 % des cas de prise de poids on trouve une maladie infectieuse. Enfin, 8 % des obésités d'enfant surviennent après une opération chirurgicale (amygdales, végétations, appendice...).

J.-C. B. — *Un enfant obèse est encore plus conscient de son obésité, car ses camarades sont sans pitié...*

Dr. C. — Oui, cela provoque souvent des attitudes absurdes. Ainsi, parce qu'il est gros, l'enfant s'essoufflera plus vite que les autres dans la pratique du sport. Or, le sport est nécessaire à chacun d'entre nous, y compris pour les obèses, enfants ou adultes. Eh bien ! j'ai constaté un nombre considérable de certificats médicaux — souvent de complaisance — permettant aux enfants obèses d'échapper à une activité physique qui leur est pourtant nécessaire...

J.-C. B. — *Docteur Creff, vous avez souligné les graves dangers que font courir à notre santé d'adulte, nos kilos superflus. Qu'en est-il pour les enfants ?*

Dr. C. — Les dangers pour la santé sont tout aussi sérieux pour un enfant obèse. Je vous citerai, entre autres, des troubles liés au maintien de l'enfant, dont la charpente osseuse n'est pas bâtie pour supporter l'excès de poids : pieds plats, déformation des os de la jambe, et notamment de la tête du fémur ; aussi des troubles cardiaques et circulatoires, des infections respiratoires plus fréquentes et surtout le risque très important de rester un obèse, une fois atteint l'âge adulte.

J.-C. B. — *Quelle est la responsabilité de la maman dans l'obésité de son enfant ?*

Dr. C. — Elle est souvent très importante. C'est en effet la maman qui choisit la nourriture de son bébé au cours des premiers mois de sa vie. C'est elle qui va en faire — nous l'avons étudié en partie — un sac de graisse ou au contraire, une mécanique bien réglée. Or, toutes les mamans, en tout cas une majorité, sont victimes d'un comportement préjudiciable au bébé : celui de le gaver. La maman, éprouve très souvent une intense satisfaction en donnant le sein ou le biberon.

J.-C. B. — *C'est normal et plutôt sympathique !*

Dr. C. — Oui, mais les futures mamans qui lisent ses lignes doivent bien comprendre qu'aimer, nourrir leur bébé ne doit pas aboutir au gavage, car l'amour qu'elles portent à leur enfant se retournerait contre lui, contre sa beauté et finalement, contre elles-mêmes qui devront assumer les maladies et déformations provoquées par l'excès de poids de l'enfant qu'elles auront inconsciemment déclenché.

J.-C. B. — *Vous avez dû voir des types de mamans différents en trente ans de pratique hospitalière...*

Dr. C. — Effectivement, l'instinct maternel, s'il est

bien partagé, n'aboutit pas au même type stéréotypé de mamans. La meilleure maman, c'est la mère éducatrice-nourricière. Elle est consciente, équilibrée, attentive aux manifestations de son bébé et sait parfaitement distinguer les pleurs de fatigue, d'énervement, de peur et les pleurs déclenchés par un ventre affamé. Mais vous avez aussi la mère purement nourricière qui considère son bébé comme un simple tube digestif. Au moindre braillement... hop, c'est la tétée. Elle prépare ainsi très consciencieusement un bébé obèse qui deviendra un adulte obèse...

J.-C. B. — *Pourtant, les mamans adorent les bébés potelés, vous semblez préférer les bébés maigres...*

Dr. C. — Un bébé ne doit être ni potelé, ni maigre, mais il doit peser son poids normal. C'est une preuve d'amour et de responsabilité que sa mère doit lui donner.

J.-C. B. — *Vous parlez toujours de la mère, j'ai le sentiment que les pères vont se sentir frustrés ! N'ont-ils pas leur mot à dire dans l'éducation de leur enfant ?*

Dr. C. — Bien sûr que si !... Un enfant s'élève à deux dans l'équilibre affectif et matériel. Personnellement, je ne suis pas de l'avis de Freud qui disait que « de toute façon, les parents, ce n'est jamais bien ! ». Je suis convaincu que les parents, quand ils sont équilibrés, ou, s'ils ne le sont pas, quand ils prennent la peine de le devenir, ce peut être très bien !

J.-C. B. — *Quels sont les autres types de mère que vous avez rencontrés ?*

Dr. C. — Oh ! il y en a bien d'autres ! La mère paresseuse qui gave son enfant pour avoir la paix. La mère purement éducatrice qui a une horloge à la place du cœur : l'heure c'est l'heure. Un bébé..ça se dresse ! La mère poule, l'inverse de la précédente. Toujours inquiète, prodigue à son enfant une éducation anarchique au gré de ses pulsions d'amour maternel. La mère indifférente qui lit en donnant la tétée. La mère lettrée qui a lu tous les traités de puériculture et qui fera donc toutes les erreurs.

J.-C. B. — *N'oubliez pas qu'elle vous lit peut-être !*

Dr. C. — Alors elle pourra se reconnaître et faire une juste synthèse des erreurs qu'il ne faut précisément pas commettre. Mais de toute façon, les types de mère n'existent que rarement à l'état pur et souvent une maman est le mélange de plusieurs de ces caractères.

J.-C. B. — *Nous avons analysé les erreurs souvent commises par ces mamans qui ajoutent la « petite farine » au biberon classique. Tout cela aboutit à une obésité qui se constate d'abord vers deux ou trois ans. C'est l'âge où un enfant commence à se nourrir lui-même.*

Dr. C. — Et c'est à cet âge que les erreurs commencées par la mère vont naturellement s'accentuer.

L'enfant obèse mange toujours trop sucré, car il a pris cette très néfaste habitude avec les laits trop sucrés qu'il a tétés dans les premiers mois de sa vie. Le sucre envahit son alimentation mais aussi sa boisson : il ne sait plus boire d'eau pure. Maman est là pour ajouter un sirop ou pour lui proposer des boissons toujours trop sucrées (sodas de toutes sortes).

J.-C. B. — *Sans parler des petits gâteaux sucrés que l'on grignote sans arrêt en regardant « Goldorak » à la TV !*

Dr. C. — Et les chewing-gum et autres boules sucrées du même genre. Ajoutez à ces excès affolants de sucres, une sur-consommation de féculents : les fameuses frites, la purée avec de la sauce, les pâtes dont on raffole, le riz et vous constaterez que tout ce qui fait grossir se trouve dans l'assiette de cet enfant pourtant chéri de ses parents.

J.-C. B. — *Et qui par amour lui rendent le plus mauvais service ! Alors que conseillez-vous aux parents pour leurs enfants de trois ans ?*

Dr. C. — Les principes de base du régime que nous avons détaillés pour l'adulte restent valables.

J.-C. B. — *C'est-à-dire ?*

Dr. C. — Réduire presque totalement la consommation des sucres sous toutes ses formes (chocolats, bonbons, sirop, gâteaux, chewing-gums, etc.). Réduire la consommation des féculents (frites, riz, purées, pâtes) au profit des très nombreux légumes verts que la maman avec son talent pourra présenter de façons très appétissantes.

J.-C. B. — *Oui, mais l'enfant déjeune souvent à la cantine où la maman ne peut plus maîtriser ce qu'il mange.*

Dr. C. — C'est l'un des problèmes. Mais il y a des solutions. D'abord, les parents peuvent très bien, par l'intermédiaire de leurs associations, attirer l'attention de l'intendant sur la qualité diététique de la nourriture. A prix égal, en utilisant les conserves, on peut toujours préparer aux enfants des légumes verts. Ensuite, la maman en ne donnant plus à son enfant un repas trop copieux le soir « parce qu'il est mal nourri à la cantine ».

N'oubliez pas qu'un enfant obèse est toujours suralimenté.

J.-C. B. — *Les conflits psychologiques auxquels l'enfant est confronté ont-ils une importance réelle dans son obésité ?*

Dr. C. — Ces conflits peuvent effectivement être la cause de l'obésité de l'enfant, mais aussi sa conséquence.

J.-C. B. — *Des exemples.*

Dr. C. — Face à la rivalité du père, on devient gros pour montrer qu'on existe. Face à la maman qui veut imposer un régime, on se gave, pour la contredire et affirmer sa personnalité, surtout s'il y a des frères et sœurs qui, eux mangent normalement.

J.-C. B. — *Obtenir d'un enfant qu'il maigrisse est donc difficile ?*

Dr. C. — L'important n'est pas tellement qu'il maigrisse mais que du moins il ne grossisse pas pendant quelque temps. Il faut aussi savoir « jouer la croissance » qui amortit les écarts taille/poids. De toute façon c'est un travail de confiance et de patience. Apprenez à votre enfant à mâcher. La plupart d'entre-eux avalent. Présentez comme un jeu le fait de mastiquer au moins vingt fois chaque bouchée. Apprenez lui l'agrément de l'eau pure. Ne le tentez pas en laissant traîner chocolats, bonbons, confiture, sodas, biscuits, etc.

J.-C. B. — *Un enfant obèse devient-il obligatoirement un adulte obèse ? Souvent les mamans affirment : ça va s'arranger à la puberté, vers treize-quatorze ans.*

Dr. C. — C'est faux ! Les statistiques que nous avons réalisées à l'hôpital montrent *que près de huit enfants obèses sur dix deviennent des adultes obèses.* Il faut donc *toujours* faire maigrir un enfant obèse. Le traitement doit *commencer le plus tôt possible.*

S'il est bien épaulé par la famille, si le régime est présenté comme un jeu, si tout le monde mange la même chose à table pendant la durée du traitement, ce qui est la meilleure solution, l'enfant supportera très bien le régime.

J.-C. B. — *Faut-il faire participer l'enfant à la responsabilité de son régime ?*

Dr. C. — Absolument ! Mais cela varie avec l'âge, la personnalité de l'enfant... et celle des parents. Mais je vous assure qu'un enfant ayant acquis une certaine maturité, comprendra parfaitement la nécessité de son régime, et sera vis-à-vis de lui-même beaucoup plus sérieux que certains adultes !

J.-C. B. — *Le dialogue, les explications, ce sont les clés du succès ?*

Dr. C. — Comme pour les adultes ! Demandez à l'enfant de tenir lui-même sa courbe de poids, demandez-lui aussi de tenir un « semainier » c'est-à-dire un cahier sur lequel il notera, tous les jours les aliments qu'il aura consommés, sans les peser bien sûr, mais en soulignant de rouge ceux qui sont interdits. Expliquez lui aussi qu'il ne faut pas tricher, qu'on cherche à l'aider, non à le punir. Il prendra ainsi peu à peu, conscience de son régime. Il verra que ses efforts sont payants et que ses éventuels laisser-aller sont pénalisants.

Il comprendra comment fonctionne son corps et deviendra plus tard un adulte pleinement responsable.

J.-C. B. — *Un enfant de trois ans doit-il boire de l'eau entre les repas seulement, et en quelle quantité ?*

Dr. C. — C'est le plus tôt possible qu'il faut essayer d'inculquer à l'enfant de bonnes règles d'hygiène alimentaire. Boire entre les repas fait partie des bonnes habitudes. En quelle quantité ? Elle varie selon la consomation calorique quotidienne moyenne, mais elle doit toujours respecter la formule 1 millimètre d'eau de boisson par calorie, ce qui revient, en gros, à proposer un litre d'eau à trois ans et un litre et demi vers treize ans.

J.-C. B. — *Quels ultimes conseils pouvez-vous donner aux parents dont l'enfant serait enrobé ?*

Dr. C. — N'obligez jamais un enfant à finir son assiette. Ne le grondez pas trop sévèrement en cas de rechute. Ne le taquinez pas sur ses formes « mon adorable petit gros », « ma mignonne grassouillette », tout cela complexe l'enfant même si ces phrases sont prononcées avec amour. S'il s'agit d'un garçon, orientez-le vers des sports où son poids peut être momentanément apprécié, le rugby par exemple. Ne le tentez pas indirectement en donnant à ses frères et sœurs ou à vous-même, une nourriture qu'il aime mais qui lui est interdite (frites, riz, purées, sucreries, sodas, gâteaux, glaces, chocolats, etc.). Enfin, considérez-le comme quelqu'un de responsable et non pas dépendant de votre seule volonté. Ne manquez pas d'apprécier, d'encourager ses efforts, de vous intéresser à ses courbes de poids et de le féliciter s'il est sérieux dans son régime !

LES REGIMES « BIDON »

Jean-Claude Bourret. — *Docteur Creff, vous avez vu défiler à l'hôpital des dizaines de milliers d'obèses... qui avaient pratiqué quantité de régimes « bidon ».*

Docteur Creff. — Des régimes qui ne seraient que d'aimables attrape-nigauds s'ils n'étaient parfois dangereux et inefficaces. Dangereux soit parce qu'ils présentent souvent de graves carences dans l'équilibre nutritionnel, soit parce qu'ils consistent à faire absorber au patient des médicaments qui détruisent la santé.

J.-C. B. — *Lors d'un de mes premiers régimes un médecin m'avait prescrit des coupe-faim. Effectivement, je mangeais très peu, mais très rapidement j'étais fatigué, irritable, avec des vertiges et des étourdissements.*

Dr. C. — Oui, souvenez-vous de ce que je vous ai dit : l'obèse n'a pas faim, il a envie de manger. Il a une névrose de l'oralité. Tout se passe dans sa tête. Alors pourquoi couper une faim qu'il n'a pas ? Surtout avec des médicaments qui sont presque tous dérivés des amphétamines. Un étudiant en médecine de première année sait déjà très bien qu'on ne soigne pas une névrose avec des excitants, ce que sont les amphétamines, mais avec des calmants. De surcroît ce genre de médicaments entraîne une accoutumance, c'est-à-dire que pour rester efficaces, leur dose doit être augmentée. Comme, à l'évidence, vous ne pourrez pas prendre ces coupe-faim toute la vie, le jour où vous les arrêterez vous retrouverez une envie de manger encore plus importante et vous reprendrez vos kilos.

J.-C. B. — *On avait d'ailleurs associé des diurétiques à ces coupe-faim, c'est-à-dire des médicaments qui font uriner.*

Dr. C. — C'est encore une erreur. Le médicament diurétique va éliminer l'eau du corps. Pas la graisse. Or, l'obèse a plutôt moins d'eau dans son corps qu'un patient de poids normal. D'ou l'inutilité des diurétiques (sauf lorsque l'obésité s'accompagne d'insuffisance cardiaque ou lorsque l'hypertension résiste à l'amaigrissement).

Une boutade empruntée à notre jargon de salle de garde résume bien la situation : « les diurétiques, ça fait pisser de l'eau, pas de l'huile ! ».

J.-C. B. — *J'ai eu droit, enfin, aux fameux extraits thyroïdiens que vous avez déjà évoqués.*

Dr. C. — Les extraits thyroïdiens font perdre plus de masse maigre que de masse grasse, c'est-à-dire plus de muscle que de graisse. Ce qui n'est pas tout à fait le but recherché. De plus, ou bien ils sont utilisées à des doses relativement peu importantes et dans ce cas ils se substituent aux sécrétions normales de la thyroïde, qui va alors se mettre au repos... et, plus tard, on aura beaucoup de mal à la réveiller ; ou bien on les utilise à des doses beaucoup trop fortes et dans ce cas on crée, de toutes pièces, une véritable et redoutable hyperthyroïdie, avec un cœur affolé, des yeux hors de la tête, un goître, des tremblements, de la diarrhée, qu'on aura beaucoup de mal à calmer et qui parfois peut se terminer tragiquement. J'ai le souvenir d'avoir été commis comme expert pour le décès navrant d'une jeune femme de vingt-cinq ans, mère de deux enfants, morte pour avoir pris de trop fortes doses d'extraits thyroïdiens, et tout cela, pour traiter une banale culotte de cheval !

J.-C. B. — *J'ai aussi essayé un autre traitement homéopathique, celui-là. L'homéopathie, c'est tout de même moins dangereux ?*

Dr. C. — Quand il s'agit de véritable homéopathie, certes. Mais très souvent, il s'agit — je n'hésite pas à le dire — d'une véritable escroquerie, car parmi des médicaments homéopathiques de bon aloi, se cachent, sous leur nom de codex, c'est-à-dire, sous une dénomination tout à fait incompréhensible pour le patient, les redoutables coupe-faim, les extraits thyroïdiens, les diurétiques...

Ajoutez à cela que le tout vous est prescrit dans des multigélules qu'on vous recommande bien d'acheter dans telle pharmacie et pas dans telle autre ! Hippocrate doit se retourner dans sa tombe ! Heureusement le législateur, dans sa sagesse, est en train d'interdire de telles pratiques.

J.-C. B. — *Vous êtes donc contre tout médicament dans le traitement de l'obésité ?*

Dr. C. — Quand on veut maigrir ou quand on doit maigrir, on peut, et on doit, maigrir sans médicament, en tout cas sans médicament à visée amaigrissante.

Cela dit, il m'arrive bien sûr de prescrire certains médicaments en fonction de la situation de mon patient. Par exemple, la suppression des corps gras provoque souvent la constipation. Dans ce cas, je prescris de petites médications pour faciliter le transit intestinal : des mucilages, de l'huile de paraffine, du sorbitol... Il arrive aussi quelquefois, ce que j'appelle la fatigue du quinzième jour. Une fatigue largement compensée par la chute de poids. Mais il faut aider le patient à poursuivre son régime sans fatigue et je prescris alors des préparations multivitaminées et des sels minéraux (calcium, phosphore, magnésium et quelquefois potassium).

J.-C. B. — *Et si la fatigue persiste ?*

Dr. C. — C'est rare, mais cela arrive. Et cela cache quelque chose. Il s'agit de ce que nous appelons une résistance au traitement qui peut être le prélude d'un état dépressif. Il appartient alors au médecin de bien en analyser la cause et au besoin d'interrompre le traitement. Pour certains sujets en effet l'obésité est un moyen de défense qu'il faut savoir respecter ou, alors, aborder de façon particulière.

J.-C. B. — *Je peux témoigner en tout cas que j'ai perdu mes dix kilos de graisse sans fatigue. Mon cas est-il banal ?*

Dr. C. — Au risque de vous décevoir : oui, tout à fait. Voyez-vous, quand on souhaite perdre son poids excédentaire, pour des raisons physiques ou psychologiques et qu'on le perd, c'est une victoire sur soi-même. Dès lors on se sent mieux et on n'est pas fatigué : ce qui à l'évidence est ce que l'on recherche dans l'amaigrissement, quand il est justifié.

J.-C. B. — *Maigrit-on de la même façon quand on a déjà essayé plusieurs régimes y compris sous contrôle médical avec diurétiques et coupe-faim ?*

Dr. C. — Je vous répète ce que je vous ai déjà dit : ce n'est pas de la bonne médecine que de faire maigrir les obèses avec ce type de médicaments. Le médecin ne doit jamais « faire maigrir ». Il doit aider son patient à « se faire maigrir ». J'insiste bien sur ce point : c'est le patient qui doit se faire maigrir. Cela dit, il est toujours plus difficile de maigrir quand on a déjà essayé plusieurs fois. Contrairement à ce que disait Oscar Wilde à propos du tabac, et en le paraphasant, « c'est facile de maigrir, je l'ai fait au moins cent fois ! », les obèses-accordéons finissent par développer des résistances biologiques et psychologiques au régime amaigrissant telles que les cures deviennent de plus en plus difficiles. Par voie de conséquence, un bon moyen de ne pas regrossir, c'est de réussir complètement sa première cure d'amaigrissement. L'idéal c'est que la première soit la bonne ! Mais il ne faut tout de même pas croire qu'on ne peut plus rien pour ceux qui ont déjà suivi plusieurs régimes. S'ils se décident, une bonne fois à emprunter des voies raisonnables, ce sera peut-être un peu plus long, un peu plus difficile, mais tout de même efficace.

J.-C. B. — *Nous avons précisé ce que vous pensiez des médicaments. Venons-en maintenant aux régimes miracles, ils sont légion !*

Dr. C. — Que notre lectrice ou notre lecteur ait la certitude d'une chose : il n'y a pas de régime miracle, de médecin miracle. Il y a simplement le fruit d'une longue et minutieuse démarche scientifique.

J.-C. B. — *Le régime Atkins, est l'un de ceux-là...*

Dr. C. — Oui, tout d'abord, je dois dire que la révolution diurétique du Dr Atkins n'a rien de révolutionnaire. C'est encore une vieille histoire, qui, tous les 10 ou 15 ans, telle le Phénix, renaît de ses cendres, puisqu'on l'a connue sous le nom de régime Harvey, de régime Pinkinton, etc.

Elle est basée sur une loi fondamentale de la physiologie nutritionnelle : « les graisses ne peuvent être brûlées qu'au feu des glucides ». Cela revient à dire que les graisses sont utilisées qu'en présence des sucres, des féculents et des farineux. Conséquence : un régime à base de graisses, mais sans glucides, est obligatoirement un régime amaigrissant. L'ennui c'est qu'il comporte beaucoup d'inconvénients : augmentation du cholestérol, deshydratation, acidose, etc., et à long terme il est athérogène, c'est-à-dire qu'il est responsable d'hypertension. De surcroît, on ne peut suivre longtemps un tel régime. Résultat : dès qu'on l'arrête, les kilos reviennent, et encore plus vite qu'on ne les avait perdus. C'est le type même du régime qui ne permet pas de stabilisation.

J.-C. B. — *Et le régime de la Mayo Clinic ?*

Dr. C. — Il consiste en une cure unique de 14 jours. Les menus sont fixés avec une rigidité absolue. Ce régime comprend une grande quantité d'œufs (4 à 6 par jour !). En revanche le régime de la Mayo Clinic ne comporte aucun laitage, ce qui aboutit à une carence en calcium. Enfin, il n'apporte que 800 à 1 000 calories, ce qui lui donne son efficacité, mais avec un apport de 50 grammes de protides par jour, ce régime est très fatigant. Il ne permet pas au patient de se prendre en charge. J'ajoute que son nom est usurpé car la très sérieuse Mayo Clinic n'a jamais proposé un tel régime.

J.-C. B. — *Le régime Zen ?*

Dr. C. — Ce régime doit sa réputation au succès de la mode orientale. Il distingue les aliments Yin qui sont « dilatateurs » (sucres raffinés, légumes verts, fruits) et les aliments Yang qui sont « constricteurs » (céréales). Le régime Zen n'autorise que l'absorption de céréales cuites à la vapeur, assaisonnées d'huiles végétales. Il interdit les protéines animales. Résultat : carences, constipation, fatigue souvent longues à regresser...

J.-C. B. — *Le régime hyperprotidique Linn ?*

Dr. C. — Il s'agit d'une cure très sévère. Elle autorise de 200 à 300 calories protidiques par jour, tirées du lait et diluées dans de l'eau parfumée aux fruits. Un apport de 200 g de légumes verts (environ 60 calories), un complément vitaminique et minéral complètent le régime de base. L'amaigrissement est rapide. La dénutrition aussi. Ce régime ne devrait être autorisé que sous contrôle médical.

J.-C. B. — *Le jeûne absolu ?*

Dr. C. — Cette cure de jeûne absolu ne prévoit que de l'eau et quelquefois un mélange de vitamines. Cette cure entraîne des désordres sévères très difficiles à compenser.

J.-C. B. — *Par exemple ?*

Dr. C. — L'effondrement de la glycémie, de la réserve alcaline, l'innondation de l'organisme par des corps cétoniques, une atrophie musculaire diffuse, y compris des fibres myocardiques, etc. De plus, dès la fin de la cure de jeûne, la réalimentation provoque un effet rebond qui fait reprendre le poids perdu en eau et en masse grasse.

J.-C. B. — *Et le régime « tout bananes ».*

Dr. C. — Il fait partie du régime dissocié et se manifeste en une infinité de « trucs ». Il consiste à prendre chaque jour de la semaine (sauf le dimanche ou le régime est libre) un seul aliment à volonté (fruits, œufs, viandes, poissons, laitages). Par exemple : lundi du matin au soir : bananes. Mardi : yaourts. Mercredi : viande, etc. Comme l'équilibre se réalise sur sept jours — et non 24 heures — l'organisme est privé des nutriments indispensables. De plus, le dimanche tout est permis alors... une fois de plus, c'est l'échec, ajouté à la fatigue dans l'immense majorité des cas !

CELLULITE, PEUT-ON L'EVITER ?

Jean-Claude BOURRET. — *Docteur Creff nous avons abordé le problème des cellules à graisse (les adipocytes) en général. Mais il y a un problème bien particulier pour les femmes : la cellulite.*

DOCTEUR CREFF. — La cellulite, ça n'existe pas !

J.-C. B. — *Pardon ?*

Dr. C. — Non ! Cellulite signifie : « inflammation des cellules » et je peux vous assurer que personne n'a jamais observé un tel phénomène sur un corps humain.

J.-C. B. — *Vous jouez sur les mots...*

Dr. C. — Pas du tout ! En réalité, le mot cellulite est bien pratique pour nombre de femmes. Il suppose une sorte de malédiction féminine qui exclut toute responsabilité de la femme qui en est atteinte. Combien de fois en trente ans de pratique hospitalière ai-je entendu cette phrase : je ne suis pas grosse : j'ai de la cellulite ! Sous-entendu : je n'y suis pour rien !

J.-C. B. — *Alors qu'est-ce que la cellulite ?*

Dr. C. — De la graisse ! tout simplement.

J.-C. B. — *Vous êtes sûr ?*

Dr. C. — Au microscope optique ou électronique, on ne constate absolument aucune différence entre la graisse de la « cellulite » et la graisse banale. Cette constatation visuelle faite par bien des chercheurs est confirmée par l'analyse chimique. Non seulement la graisse de la cellulite est rigoureusement semblable à la graisse de n'importe lequel de vos bourrelets, mais son analyse va aboutir à la même constatation.

J.-C. B. — *Alors comment expliquez-vous le succès de cette appellation non contrôlée : cellulite ?*

Dr. C. — C'est un phénomène social lié à une mode : on confond ce qui est normal avec l'anormal.

J.-C. B. — *Et qu'est-ce qui est normal en matière de cellulite ?*

Dr. C. — Toute femme normalement constituée possède de la graisse plus ou moins bien répartie, mais généralement localisée dans la partie inférieure de son corps. C'est la nature. Cette graisse, contribue à donner à la femme ses formes particulières. Nous l'appelons la graisse gynoïde, c'est-à-dire de type féminin, disposée selon les formes physiques propres aux femmes.

J.-C. B. — *Si je vous suis bien, toute femme a des cellules à graisse plus spécialement disposées sur les hanches, les fesses et les cuisses.*

Dr. C. — Exactement. Et, en tant qu'anthropologue (l'anthropologie a été définie par Broca comme étant la Science de l'homme), je peux vous dire que cette graisse gynoïde a certainement eu une finalité. Elle était — un peu comme la bosse du chameau — la réserve d'eau nécessaire à l'élaboration du lait maternel aux temps lointains où les périodes de famine alternaient, ou coïncidaient, avec les époques de sécheresse. D'ailleurs, ce qui semble confirmer cette hypothèse, c'est que, plus on descend du pôle vers l'équateur, plus le bassin des femmes s'élargit.

Cette graisse gynoïde est, au même titre que les seins, un véritable caractère sexuel. Elle est donc parfaitement normale. Mais il arrive, je vous l'accorde, que son développement soit franchement anormal. Cela se voit pour des raisons ethniques (par exemple les Méditerranéennes ont un bassin plus volumineux que les Scandinaves) ou pour des raisons familiales (certaines femmes ont les hanches larges de leur mère et donneront naissance à des filles de même conformation). Sur cette graisse gynoïde, peut venir se greffer, en se mélangeant intimement à elle, une deuxième sorte de graisse : la graisse métabolique, celle qui résulte de la consommation exagérée d'aliments sucrés, gras ou alcoolisés, et qui est une graisse absolument banale.

J.-C. B. — *Difficile j'imagine de faire la différence entre ces deux sortes de graisse ?*

Dr. C. — Tout à fait ! C'est pourquoi des « spécialistes » abusent de l'ignorance de leur patiente. Ils l'entretiennent même dans ce mythe à travers des communications dites scientifiques, rendues d'autant plus faussement crédibles, qu'elles émanent de médecins diplômés. Ils se gardent bien d'expliquer l'existence de ces deux sortes de graisse. Seule la graisse banale, d'origine alimentaire est sensible au régime. Mais, à coup sûr, elle l'est. En revanche, la graisse gynoïde, celle qui est liée à la féminité même de notre patiente ne pourra en aucune façon disparaître.

J.-C. B. — *Même avec un régime draconien ?*

Dr. C. — Absolument. On l'a vu dans des circonstances dramatiques, en 1945, au retour des déportées rentrant de camp de concentration : malgré une maigreur terrible, il restait toujours un bourrelet de graisse gynoïde sur les hanches et sur la face interne des genoux.

J.-C. B. — *Quelle est la proportion de culottes de cheval que vous estimez normales parce que liées à la féminité ?*

Dr. C. — 90 %.

J.-C. B. — *C'est énorme ! Pourtant il y a un considérable marché de la cellulite. Les femmes seraient-elles trop crédules ?*

Dr. C. — Ce sont surtout, les instituts de beauté, les usines à « maigritude » qui, avec ou sans la complicité de certains médecins ou de certains kinésithérapeutes, ne se privent pas d'exploiter la mode filiforme ou la méconnaissance des femmes. Les traitements dits « locaux » sont une utopie. Même inefficacité pour les infiltrations, les multipiqûres. La notion même de traitement local est une aberration. Il faut vraiment être très naïve pour croire qu'un produit injecté au niveau de la culotte de cheval restera actif seulement dans cette zone précise du corps. En réalité, en quelques secondes ces produits sont diffusés par les veines et les artères dans l'ensemble de l'organisme et entraînent les mêmes résultats que s'ils étaient absorbés par la bouche. C'est ce qui fait néanmoins le succès — mais avec les mêmes dangers — des traitements locaux à base de dérivés des extraits thyroïdiens ou de diurétiques.

J.-C. B. — *Que proposez-vous aux femmes qui veulent perdre leur « culotte de cheval » ?*

Dr. C. — Le tissu graisseux typiquement féminin auquel nous sommes confrontés dans ce cas, n'est pas une masse indépendante du reste du corps. On ne peut donc pas le traiter localement. Je répète que la seule façon de perdre des centimètres c'est de faire fondre, en suivant le régime, la graisse alimentaire qui s'est greffée sur la graisse féminine, gynoïde. Plusieurs centimètres de tour de taille et de cuisse seront ainsi perdus. Ensuite, il faut que la femme modifie son mode de vie. Qu'elle apprenne à éliminer au moins 1,5 litre d'urine en 24 heures, ce qui implique de boire deux litres d'eau par jour. Qu'elle apprenne à assurer un bon fonctionnement intestinal en traitant une éventuelle constipation, mais pas à coups de laxatifs...

J.-C. B. — *Alors, comment ?*

Dr. C. — Tout simplement avec du son. Cela peut être suffisant. Il en existe de nombreuses marques. Le cas échéant, comme je vous le disais, on pourra lui associer de l'huile de paraffine, du sorbitol (le sorbitol est une sorte de sucre sans pouvoir calorifique qui a la propriété d'augmenter le débit de la bile ce qui a pour effet de faciliter le transit intestinal).

Et surtout on recommandera la pratique de l'exercice physique qui est un excellent remède de la constipation.

J.-C. B. — *D'autres conseils pour lutter contre la culotte de cheval ?*

Dr. C. — Que la patiente s'assure d'une bonne position sur les pieds. Nous améliorons bien des culottes de cheval en corrigeant des pieds plats ou creux par des semelles orthopédiques ou en demandant la suppression des talons hauts.

J.-C. B. — *C'est-à-dire ?*

Dr. C. — Supérieurs à 5 centimètres. Il faut aussi qu'elle veille à une bonne circulation veineuse, qu'elle corrige d'éventuelles varices ou varicosités. Il faut enfin qu'elle s'assure d'un bon fonctionnement hormonal en régularisant ses cycles. Mais pas avec la pilule qui déclenche souvent l'obésité gynoïde, c'est-à-dire de type féminin, ou, en tout cas, qui l'entretient. La femme doit aussi dépister les petites infections gynécologiques qui jouent souvent un rôle dans la persistance de la culotte de cheval.

J.-C. B. — *Et le tabac ?*

Dr. C. — Je généraliserai en abordant le problème fondamental de l'hygiène de vie : évidemment pas de tabac, pas d'alcool, peu de sorties nocturnes, c'est-à-dire un sommeil suffisant (au moins 8 heures) et régulier. Faire du sport : marche, footing, natation, tennis, danse moderne, saut à la corde.

J.-C. B. — *En somme pour perdre sa culotte de cheval, une femme doit d'abord faire preuve d'un peu de bon sens !*

Dr. C. — Et de persévérance ! car il est plus facile de dépenser de l'argent pour un traitement miracle qui ne donnera finalement aucun résultat définitif, que de courir un 1 500 mètres deux fois par semaine. Et il est plus avantageux pour un pseudo-spécialiste peu scrupuleux de prescrire des multipiqûres que d'expliquer longuement un régime et de proposer le bon sens, c'est-à-dire une hygiène de vie correcte.

J.-C. B. — *A travers vos explications, je constate tout de même que nos compagnes sont défavorisées face à la graisse : elles ont des réserves supplémentaires par rapport à nous ! A-t-on chiffré cette différence ?*

Dr. C. — Tout à fait. Ces compartiments adipeux, ces réserves à graisse représentent environ 20 à 30 % de leur poids total, contre 15 à 20 % pour nous les hommes.

J.-C. B. — *Voilà une inégalité biologique contre laquelle le MLF aura bien du mal à lutter !*

Dr. C. — C'est encore un manque de bon sens, une véritable utopie face à la réalité de la nature. Les femmes sont conditionnées par de multiples revues, par la mode unisexe, par les photos de mannequins filiformes. On impose à la femme des canons de beauté absurdes parce que contraires à l'essence même de leur corps.

J.-C. B. — *A vous entendre on croirait que vous n'êtes pas partisan des cures d'amaigrissement !*

Dr. C. — Vous savez bien que non ! Etant médecin et surtout hygiéniste, je suis bien placé pour connaître les méfaits de l'obésité et je vous ai dit combien il faut se méfier du premier kilo excédentaire. Mais encore faut-il qu'il soit excédentaire. Personnellement, je trouve navrant de voir de belles filles parfaitement normales, s'astreindre aux affres de pratiques amaigrissantes forcenées pour s'identifier au modèle du mannequin scandinave sous prétexte que la mode leur est imposée par des couturiers homosexuels qui n'aiment pas les femmes et veulent les habiller en hommes !

J.-C. B. — *Peut-on les rassurer en leur rappelant le titre de ce film récent :* les Hommes préfèrent les grosses ?

Dr. C. — Les grosses... sûrement pas. Mais les femmes qui ont des rondeurs appétissantes, certainement ! Raquel Welsh et Marilyn Monroë ont prouvé que les « rondes » ne manquent pas de charme. L'expression « bien roulée » dit bien ce qu'elle veut dire !

LA CHIRURGIE : SOLUTION OU DANGER ?

Jean-Claude BOURRET. — *Et la chirurgie esthétique, êtes-vous pour ou contre ?*

Docteur CREFF. — Je suis pour. Il y a d'ailleurs plusieurs cas qui peuvent se présenter.

J.-C. B. — *Prenons le plus classique, une femme ou un homme ont perdu 20 kilos. Il y a des chairs flasques. La tentation est de les faire enlever.*

Dr. C. — Et c'est justifié à la fois sur le plan physique et psychologique. Il est normal qu'après la fonte de plusieurs dizaines de kilos on ait envie de retrouver une silhouette agréable. C'est la récompense de plusieurs mois d'efforts.

J.-C. B. — *Les liftings ?*

Dr. C. — Le lifting est une opération qui consiste à tendre la peau du visage afin de supprimer ou d'atténuer fortement les rides. Là encore, je ne suis pas contre cette opération après une perte importante de poids. Les seins que l'on remonte, la peau de l'abdomen qui tombe comme un tablier après une fonte importante de graisse ne peuvent être ressentis que comme un handicap permanent, une impression d'inachevé après un régime. Mais attention aux opérations souhaitées par ceux qui préfèrent l'opération au régime. On demande au chirurgien d'enlever la graisse. Sur le plan esthétique les résultats sont médiocres. Il reste toujours des cicatrices physiques qui déclenchent des plaies psychologiques.

J.-C. B. — *J'ai entendu dire que certaines grandes obésités ne trouvaient de recours que dans une opération chirurgicale qui consistait à couper une partie de l'intestin grêle.*

Dr. C. — On ne coupe pas l'intestin grêle, on le court-circuite de façon à ce que les aliments ne soient pas absorbés. C'est une intervention très importante et qui ne devrait être qu'exceptionnelle. L'amaigrissement est garanti mais que de conséquences graves : une infirmité à vie, un taux de mortalité assez important sur la table d'opération (2 %), une diarrhée tenace, une cicatrisation difficile, des perturbations hépatiques sévères. C'est le type même de chirurgie qui devrait rester exceptionnelle. Personnellement je ne l'ai jamais prescrite et je ne la prescrirai sûrement jamais.

Non, croyez-en mon expérience hospitalière, perdez d'abord vos kilos de graisse en mangeant à volonté selon la méthode exposée précédemment. Stabilisez ensuite votre nouveau poids. Enfin, si vous l'estimez nécessaire, consultez un spécialiste de la chirurgie esthétique qui vous opérera éventuellement dans les meilleures conditions.

OBESITE : DE NOUVELLES DECOUVERTES ?

Jean-Claude BOURRET. — *Nous sommes en 1982. La science est arrivée à maturité dans bien des domaines. Pourtant nous l'avons constaté, nous connaissons encore peu de choses sur les mécanismes profonds de l'obésité, sur son caractère héréditaire ou non, sur l'éventuelle mémoire de nos cellules à graisse (adipocytes). Où en sont les derniers travaux en la matière ?*

Docteur CREFF. — Vous avez une vue tout de même un peu sombre du problème. A dire le vrai des progrès considérables ont été réalisés ces vingt dernières années. Mais au vu des statistiques concernant le pourcentage de guérisons de l'obésité ou, si vous préférez, le pourcentage de rechutes, je suis tout de même obligé de reconnaître que nous avons encore un long chemin à parcourir.

Vers quelles voies s'orientent les recherches ?

Dans plusieurs directions.

D'abord l'aspect génétique. Je pense que dans un avenir assez proche on comprendra mieux le message héréditaire que les parents transmettent à leurs enfants et pour ce qui est de l'obésité on saura si tel nourrisson a la certitude de devenir un obèse. Dès lors, connaissant ce facteur de responsabilité, devenu une certitude, on pourra infléchir la fatalité par des mesures diététiques. Ensuite, comme on sait déjà faire vivre des adipocytes — des cellules à graisse — en éprouvette, on pourra mieux étudier tous les facteurs physico-chimiques qui président à leur engorgement, notamment certaines enzymes. Puis nous aurons une meilleure connaissance des médiateurs chimiques, des endorphines, des enképhalines, c'est-à-dire de toutes ces substances élaborées par les fibres nerveuses et qui président à la stabilité de nos comportements. Personnellement je pense que l'avenir est là, en grande partie. En effet, pour côtoyer les obèses depuis longtemps je sais qu'ils doivent leurs kilos, beaucoup plus à leur appétit, qu'à leur faim. Ils ont ce que nous appelons une perturbation de leurs conduites alimentaires et se servent de l'aliment comme d'un tranquillisant. Il n'est plus utopique de penser qu'on pourra leur prescrire telle molécule chimique qui modulera l'envie de manger. Nous aurons aussi une meilleure approche psychologique de l'obésité, car il faut bien dire que la psychothérapie idéale n'est pas encore née.

Enfin, on se servira certainement aussi de ces sciences toutes neuves qui sont la chrono-biologie (songez qu'un chou à la crème peut ne pas avoir la même valeur calorique s'il est consommé à midi ou à 3 heures du matin ! Quelle perspective pour les gourmands !) L'isolation thermique (certains excès de poids peuvent être dus à une mauvaise adaptation thermométrique extérieure). Et j'en passe...

J.-C. B. — *Bref, beaucoup d'espoir...*

Dr. C. — Certes. Pour ma part je suis résolument optimiste. Mais en attendant mieux, je ne crois pas inutile de répéter que pour l'instant, les nutritionnistes de bon aloi ne peuvent affirmer qu'un seul grand principe :

diminuer les recettes, augmenter les dépenses. Diminuer les recettes, c'est réapprendre à manger. Augmenter les dépenses, c'est faire de l'exercice. Tout repose donc sur l'éducation nutritionnelle et l'apprentissage du goût de l'effort physique.

Ce n'est peut-être pas facile, mais c'est la seule solution. Tout le reste est littérature...

L'EXTRAORDINAIRE HISTOIRE VRAIE DU GROS BOUBOULE (263 kilos !)

Jean-Claude Bourret. — *Docteur Creff quel est le cas qui vous a le plus étonné en vingt-cinq ans de pratique hospitalière.*

Docteur Creff. — C'est l'histoire d'un sympathique Auvergnat de 55 ans. Il pesait 263 kilos !

J.-C. B. — *Avait-il toujours été gros ?*

Dr. C. — Les parents me disaient qu'il avait toujours été « fort ». Ainsi, sa fiche médicale du service militaire m'apprit qu'à 22 ans il pesait 130 kilos pour 1,86 mètre. « Fort » c'était d'ailleurs l'expression consacrée, puisqu'à lui seul il avait sorti d'une ornière une charrette de foin. L'exploit avait fait le tour du canton ! Des exploits, Bouboule en réalisa bien d'autres, et notamment en matière de gastronomie. Il remporta, par exemple, le concours des mangeurs de boudin !

J.-C. B. — *Voilà qui n'a pas dû améliorer sa ligne !*

Dr. C. — Effectivement. D'autant qu'il s'est marié, que sa femme lui cuisinait de bons petits plats et que tout cela additionné a encore augmenté les réserves de graisses du malheureux Bouboule. Au temps où il était encore presque présentable, c'est-à-dire 130 kilos pour 1,86 mètre, il a eu un enfant. Celui-ci a grandi, est arrivé lui-même à l'âge adulte et à son tour a voulu prendre femme. Son père avait alors 48 ans et pesait 150 kilos.

J.-C. B. — *Il avait pris un kilo par an...*

Dr. C. — Et vous allez constater que la graisse peut avoir d'étranges origines et servir les noirs desseins de quelqu'un de mal intentionné. En effet, le fils de Bouboule avait épousé une fille de la ville, contre la volonté de sa famille. Il fallut bien accepter cette bru, qui avec son CAP de comptable commença à gérer les biens confortables de la famille. Cela lui permit de constater à quel point elle avait fait un beau parti. Mais voilà, Bouboule avait une forte personnalité, et elle se sentait toujours comme une pièce rapportée, une intruse. L'idéal, aurait évidemment été que Bouboule disparût, qu'il laissât sa fortune à son fils qu'elle se faisait fort de mener par le bout du nez. Or, le destin allait aider ses cruels projets. Un soir d'hiver, Bouboule prit un coup de froid. Il s'alita. On appela le médecin de famille. Il avait mis Bouboule au monde et le connaissait bien. Devant sa bru, le docteur se fâcha : « Ecoute Bouboule, tu n'as qu'une petite congestion, ce n'est pas grave et je vais te soigner. Mais il faut que tu maigrisses ! Sinon je ne te donne pas deux ans à vivre. Tu as 30 kilos à perdre ! »

Le vieux médecin se tourna alors vers la belle-fille et lui dit : « A partir d'aujourd'hui : régime. Je vous le confie ! »

J.-C. B. — *J'imagine l'étincelle assassine dans l'œil de la belle-fille !*

Dr. C. — Celle-ci n'aura de cesse que de tuer légalement son beau-père. Elle ne va plus quitter ses fourneaux.

En guise de régime elle va gaver le brave Bouboule de tous les plats lourds et riches qu'il aime.

J.-C. B. — *Et Bouboule ne se rendra compte de rien ?*

Dr. C. — Il avait au contraire l'impression d'être bien soigné puisqu'on lui mitonnait de bons petits plats ! En trois mois de lit et de gavage, il va prendre... 30 kilos. Il pèse maintenant 180 kilos. Puis on atteint le cap des 200 kilos. Bouboule ne peut plus se lever seul. Il lui faut l'aide de deux robustes garçons de ferme. On l'assoit dans un fauteuil près de la fenêtre, où sa belle-fille continue de l'alimenter, de le gaver. Un jour « pour voir » on transporte Bouboule sur la bascule à grain : 225 kilos !

Voilà comment un jour, j'ai vu entrer dans mon service un homme qui me demandait de me déplacer en Auvergne pour soigner « son beau-frère qui devait perdre quelques kilos »...

— Je ne peux pas aller en Auvergne, le plus simple c'est de prendre rendez-vous pour votre beau-frère qui viendra en consultation...

— C'est qu'il ne peut se déplacer docteur, il est trop gros, il ne peut marcher.

— Mais enfin combien pèse-t-il ?

— On ne sait pas exactement mais au moins 250 kilos !

Je restais stupéfait.

— Bon décidai-je, faites-le transporter par une ambulance !

L'ennui c'est qu'on n'a pas pu le faire entrer dans l'ambulance ! Et il a été conduit à l'hôpital dans une camionnette, allongé sur un matelas.

J.-C. B. — *Son arrivée n'a pas dû passer inaperçue ?*

Dr. C. — Les infirmières étaient dans tous leurs états ! Et il a fallu quatre brancardiers pour le transporter et le coucher sur... deux lits devant tout le personnel hospitalier médusé.

J.-C. B. — *Ce n'était sans doute pas la seule nourriture riche qui était à l'origine de cette monstrueuse obésité ?*

Dr. C. — Pourtant si ! Alors que je pensais être en présence d'une tumeur du pancréas (nesidioblastome) affection capable de provoquer une telle obésité, les examens ont démontré un diabète banal, mais une sévère insuffisance cardiaque.

J.-C. B. — *Avez-vous pu peser votre patient ?*

Dr. C. — Pas sans mal ! Car dans l'hôpital aucune bascule ne dépassait 250 kilos. Nous avons dû le transporter dans un établissement proche de l'hôpital qui disposait d'une bascule d'une tonne d'où il est revenu avec une fiche intitulée « poids de carcasse : 263 kilos » !

J.-C. B. — *Pauvre Bouboule ! Et le traitement a commencé...*

Dr. C. — Un traitement classique... Quinze jours de jeûne hydro protidique associé à des stimulants pour le cœur. En quinze jours il avait perdu... 24 kilos. Cette fois on a pu le peser dans l'hôpital puisqu'il était « tombé » au-dessous des 250 kilos. Il m'avoua d'ailleurs qu'il n'avait jamais eu aussi honte de sa vie que lors de la première pesée sous les quolibets des préposés à la bascule.

« Voyez-vous docteur, me dit-il, j'ai pleuré toute la nuit. »

J.-C. B. — *Emouvant personnage...*

Dr. C. — Qui ne s'est pas longtemps apitoyé sur son sort car il a vite retrouvé sa joie de vivre et son dynamisme naturel. Bouboule fondait à vue d'œil : 75 kilos en six mois. Il marchait à nouveau, allait d'un lit à l'autre, réconfortait les patients avec une plaisanterie. Tout le service l'adorait. Son cœur, débarrassé d'une bonne partie de la graisse inutile allait également beaucoup mieux. A 180 kilos Bouboule me demande avec des airs de petit garçon resté trop longtemps en pension :

— Docteur, je voudrais bien rentrer chez moi...

— Accordé !

Et chez lui, il continua le régime, perdit ses ultimes kilos de graisse et retrouva son poids de jeune homme : 130 kilos.

J.-C. B. — *Une histoire exemplaire...*

Dr. C. — Pas dans le sens que vous imaginez. Car l'histoire de Bouboule ne s'arrête hélas pas sur une si belle fin. Bouboule avait perdu 135 kilos. Mais restait un problème physique très délicat à résoudre : la peau de son abdomen pendait comme une énorme besace jusqu'à mi-cuisse et le gênait tellement que sa femme lui avait confectionné une espèce de sac de toile, maintenu aux hanches et aux épaules par des bretelles et dans lequel il entassait les vestiges de son énorme ventre.

J.-C. B. — *Nouvelle épreuve pour Bouboule ! Alors, la solution ? Le bistouri ?*

Dr. C. — Bouboule nous a effectivement demandé de « couper tout ça » afin d'avoir une vie définitivement normale.

Nous avons attendu que le choc de l'amaigrissement disparaisse et nous l'avons opéré. Bouboule entre temps avait encore perdu une douzaine de kilos. Nous lui enlevons six kilos de peau graisseuse. Tout se passe bien. Pas de choc opératoire. Convalescence parfaite. Nous photographions le nouveau Bouboule qui pèse maintenant 110 kilos et qui a perdu... 155 kilos d'eau, de graisse et de peau !

Mais au huitième jour la fièvre apparaît. Bouboule se plaint de la jambe droite : phlébite. Au onzième jour : embolie pulmonaire. Au quinzième jour : premier infarctus. Au vingtième jour : deuxième infarctus. Malgré l'acharnement de toute notre équipe médicale, Bouboule meurt. Nous avons tous pleuré !

J.-C. B. — *La belle-fille avait finalement réussi son crime...*

Dr. C. — Oui, un crime parfait, le crime par obésité provoquée. Un beau sujet de roman policier, mais là, hélas c'était la réalité.

L'histoire hors du commun de Bouboule est exemplaire par le nombre d'erreurs commises et doit nous servir de leçon.

Première erreur :

Il est fatigué, faisons-le bien manger.

Deuxième erreur :

L'attente pour commencer un régime. Pourquoi attendre d'avoir 150 kilos de graisse à perdre à 60 ans, alors qu'on aurait pu commencer à 20 ans pour en éliminer une trentaine.

Troisième erreur :

Le régime tardif entraîne des complications : insuffisance cardiaque, diabète.

Quatrième erreur :

Au régime, s'ajoute alors les problèmes chirurgicaux.

Moralité :

C'est à cette seconde précise que vous devez prendre la décision de commencer votre régime. Fort heureusement pour vous, votre cas est beaucoup moins grave que celui de Bouboule, même si vous avez 50 kilos de graisse à faire fondre. Mais tirez-en les leçons et comprenez bien votre intérêt : cessez de fatiguer votre cœur, de raccourcir votre vie en transportant tous ces kilos superflus !

KILOS EN TROP ? MALADIES EN PLUS !

Jean-Claude BOURRET. — *L'histoire exemplaire des 265 kilos de Bouboule m'amène à vous demander, docteur Creff, quelles sont les maladies ou complications liées à l'obésité...*

Docteur CREFF. — Nous avons vu que beaucoup de maladies étaient la conséquence et non la cause de l'obésité. Les troubles provoqués par les kilos en trop sont effectivement très nombreux. L'hypertension d'abord. Or souvent on traite l'hypertension sans même demander au patient de maigrir. L'expérience prouve que très souvent, l'hypertension disparaît avec la fonte des kilos.

J.-C. B. — *L'obésité provoque aussi des troubles veineux.*

Dr. C. — Varices, ulcères variqueux, hémorroïdes, s'améliorent toujours avec une perte de poids.

J.-C. B. — *Egalement des troubles articulaires.*

Dr. C. — Arthrose dorso-lombaire, arthrose des hanches, des genoux, des pieds...

Tout cela se comprend : les articulations sont écrasées par l'excès de poids. On trouve aussi parmi les conséquences articulaires de l'obésité : les pieds plats, les genoux en X ou en parenthèse chez l'enfant obèse. Enfin, il y a toutes les inflammations des extrémités des os longs, surtout chez les adolescents obèses.

J.-C. B. — *L'obésité provoque-t-elle le diabète ?*

Dr. C. — Elle favorise son développement. Il est fréquent de découvrir un état pré-diabétique qui disparaîtra avec la fonte des kilos.

Parmi les troubles métaboliques provoqués par les kilos en trop, on trouve :

L'hyperurricémie qui déclenche la goutte.

Les azotémies, prélude à une défaillance des reins.

J.-C. B. — *L'obésité provoque aussi, j'imagine, des troubles de la peau ?*

Dr. C. — Absolument. Intertrigo des plis, c'est-à-dire infection microbienne sous les seins, entre les fesses, sous le bras, entretenant une transpiration abondante et odorante. Tout cela disparaît avec le succès du régime. Il n'y a guère malheureusement que les vergetures qui restent indélébiles.

Amélioration très nette aussi pour les bronchiteux chroniques et pour ceux qui sont atteints du syndrome de Pickwick.

J.-C. B. — *Ce Pickwick a-t-il un rapport avec le roman de Dickens ?*

Dr. C. — Exactement. Mr. Pickwick avait un valet obèse, écarlate, gros mangeur, qui s'endormait brusquement aussi bien debout, assis que couché. Ce personnage de roman existe bien réellement dans la vie. Ce sont des sujets qui présentent des troubles respiratoires (respiration insuffisante) un nombre excessif de globules rouges et une insuffisance cardiaque droite. Or, tous ces troubles disparaissent ou s'atténuent fortement après la fonte des kilos.

J.-C. B. — *Côté troubles digestifs, l'obésité est également riche de conséquences.*

Dr. C. — Ballonnements, éructations, flatulences, aérogastrie : tout cela est la conséquence d'une nourriture avalée trop vite et accompagnée de trop de boissons pendant le repas. L'estomac se fatigue vite et réagit à sa manière. On constate aussi : la hernie diaphragmatique et ses brûlures, la redoutable pancréatite. La première disparaît complètement, la seconde s'améliore nettement après un amaigrissement et le retour à un poids normal.

A mettre aussi au compte des kilos superflus : la prétendue insuffisance hépatique (langue chargée, bouche amère, nausée le matin, constipation, sensation de congestion hépatique). Tout cela est en réalité provoqué par une steatose du foie, c'est-à-dire une accumulation de graisse dans les cellules du foie qui normalement n'en contiennent pas ou très peu.

J.-C. B. — *Les kilos en trop ont-ils une influence sur l'activité sexuelle ?*

Dr. C. — Beaucoup d'impuissants ou de frigides sont étonnés d'apprendre que leurs kilos superflus sont responsables de leurs défaillances sexuelles ! Rien d'étonnant d'ailleurs. Un corps obèse est rarement un corps que l'on aime montrer... Une perte de poids se traduit très souvent par un retour à la normale.

J.-C. B. — *Et pour les femmes, y a-t-il des conséquences gynécologiques provoquées par l'obésité ?*

Dr. C. — Des règles rares et très insuffisantes trouvent souvent leur solution dans la fonte des kilos graisseux. Même solution pour les règles douloureuses que l'on rencontre souvent chez les adolescentes obèses. Maigrir enfin pour supprimer les douleurs mal définies du petit bassin.

J.-C. B. — *Cela nous amène à aborder les troubles psychologiques, la qualité du sommeil.*

Dr. C. — La mémoire, la créativité, la coordination de la pensée sont nettement améliorées après la perte des kilos de graisse. Cela s'explique par le fait que les cellules cérébrales manquent moins d'oxygène. En effet le cœur n'ayant plus à nourrir de kilos superflus voit son travail soulagé, il en résulte une amélioration de la circulation en général et de celle du cerveau en particulier.

J.-C. B. — *Le sommeil est-il perturbé par l'obésité ?*

Dr. C. — Les somnolences qui suivent les repas disparaissent avec la fonte des kilos. Même situation pour certaines insomnies que nombre d'obèses « soignent » avec des médicaments de toute sorte. L'amaigrissement permet surtout de retrouver le sommeil en abandonnant les hypnogènes.

J.-C. B. — *Et bien voilà un tableau éloquent de toutes les nuisances provoquées par nos kilos excédentaires. N'en jetez plus ! si j'ose dire...*

Dr. C. — J'ajouterais cependant encore, un exemple concret : l'obésité gêne les radiologues, dont les clichés sont plus flous sur un corps d'obèse. L'obésité inquiète et gêne le chirurgien. En cas d'intervention, les suites opératoires se compliquent souvent chez les sujets obèses. L'obésité ennemie de l'accoucheur : une obèse a souvent une grossesse et une délivrance plus difficiles. En conclusion soyez bien conscient que quelques kilos de graisse aboutissent, à la longue, à la détérioration de votre santé. Vous avez constaté la liste impressionnante des complications déclenchées par l'obésité. A vous de prendre en main le plus précieux des biens. LA SANTÉ. Car les résultats, les améliorations, les guérisons sont beaucoup plus nombreux chez le sujet *motivé* que chez le sujet passif.

J.-C. B. — *Quelle est l'influence de l'obésité sur notre durée de vie ?*

Dr. C. — Elle est considérable. Les statistiques américaines des sociétés d'assurance-vie fournissent des statistiques impressionnantes basées sur des dizaines de milliers de cas. Un surpoids de 10 % raccourcit la durée de vie de 4 à 7,4 ans chez les femmes, de 1,3 à 3,6 années pour l'homme.

J.-C. B. — *C'est effectivement impressionnant. Et dans le cas d'un excès de poids de 50 % par rapport au poids idéal ?*

Dr. C. — Votre durée de vie est alors raccourcie de 7,2 ans et de 9 ans si vous pesez le double de votre poids normal. Retenez de ces chiffres que *chaque kilo en trop écourte votre vie de 2 mois.* Il s'agit évidemment là de moyennes.

J.-C. B. — *Un obèse qui a retrouvé son poids idéal retrouve-t-il par la même occasion une chance d'atteindre son maximum de longue vie ?*

Dr. C. — Absolument ! J'ajoute qu'il n'y a pas un seul obèse parmi les 2 000 centenaires géorgiens répertoriés.

J.-C. B. — *Voilà qui est éloquent et convaincant. L'obésité est la mère de toutes les maladies...*

Dr. C. — 33 % des morts sont dues à une cause vasculaire. 60 % des obèses en meurent !

J.-C. B. — *L'âge de la prise de poids a-t-elle une influence sur les conséquences ?*

Dr. C. — Plus le début de l'obésité est précoce, plus le risque de mort prématurée s'accentue.

LE SPORT EST-IL NECESSAIRE ?

Jean-Claude BOURRET. — *Et le sport docteur Creff ? Vous en avez peu parlé. C'est pourtant vous qui avez créé en 1955 la première consultation hospitalière française de médecine appliquée aux sports... C'est pourtant vous qu'on a appelé — je l'ai moi-même entendu — le Coubertin de la diététique du sport. Vous étiez pourtant naguère le médecin des équipes olympiques. La salle d'attente de votre service — j'ai pu le constater — est ornée des portraits de grands champions français avec des dédicaces particulièrement flatteuses. Les Bobet, Anquetil, Caron et autres Killy ont d'ailleurs souvent déclaré que vous n'étiez pas tout à fait étranger à leur réussite.*

Docteur CREFF. — C'est un jugement qui tient beaucoup à l'indulgence et à l'amitié. Mais il est vrai que j'accorde à l'activité physique et au sport une importance prépondérante dans la prévention et le traitement de nombre de maladies, de l'obésité en particulier. Il n'est peut-être pas inutile de rappeler ici que, dans mes statistiques, les sportifs suivis il y a vingt-cinq ans, ont actuellement une morbidité, c'est-à-dire une consommation médicale, et une mortalité de 30 % inférieure à celles d'une population témoin, dès lors qu'ils ont continué à s'alimenter de façon équilibrée et qu'ils ont continué à faire du sport.

L'activité physique est donc un remarquable médicament, indispensable et irremplaçable. C'est la raison pour laquelle je commence toujours mes ordonnances en prescrivant « trois pilules de sport par jour ». Un sport, bien entendu adapté à chacun. Malheureusement, quoi que j'en dise, je suis bien obligé de constater, comme je vous le disais, qu'il est beaucoup plus difficile de faire un pas de plus qu'une bouchée de moins !

J.-C. B. — *Mais quel sport préconisez-vous ?*

Dr. C. — Un de mes collègues, qui ne manque pas d'humour, dit que marcher un quart d'heure après le dîner autour de son pâté de maison, correspond à peu près au morceau de sucre de la tisane que l'on boit au retour...

J.-C. B. — *Je suppose que, dans votre esprit, le sport, ce n'est pas tout à fait cela...*

Dr. C. — Evidemment ! L'action intéressante du sport sur les kilos superflus procède de deux mécanismes tout à fait différents : le premier repose sur son activité lipolytique.

J.-C. B. — *C'est-à-dire ?*

Dr. C. — Vous vous souvenez que la graisse est contenue dans les adipocytes — ces cellules réservoirs de graisse. Eh bien ! l'activité physique, lorsqu'elle est suffisamment prolongée, mobilise la graisse contenue dans les adipocytes pour les transformer en acides gras. Ces acides gras sont un carburant des muscles. En supposant que nous n'ayions pas d'acides gras nous ne pourrions faire marcher notre musculature que pendant un temps très court, de l'ordre de quelques dizaines de secondes. Au-delà, ce sont les acides gras qui permettent aux fibres musculaires de se contracter. Bien entendu, plus on leur demande de se contracter, plus elles consomment d'acides gras. Plus elles consomment d'acides gras et plus les réserves de graisse diminuent.

J.-C. B. — *Et plus on maigrit...*

Dr. C. — C'est un peu simplifié mais c'est un peu cela. Si on se contente de diminuer les recettes, si on n'augmente pas les dépenses, on ne fait que la moitié du chemin. Je vais vous en donner deux exemples, pris tous les deux dans le monde sportif. Le premier concerne de jeunes joueurs de tennis. Vous savez que pour la plupart des tennismen, il y a un bras dominant. Le droit le plus souvent, d'ailleurs. Nous avons mesuré en début de saison l'épaisseur de leur pli cutané.

J.-C. B. — *Comment procède-t-on ?*

Dr. C. — On se sert d'un petit appareil qui ressemble à un pied à coulisse et qui permet, en pinçant la peau en différents endroits, d'avoir une idée chiffrée de l'épaisseur de la graisse située sous la peau.

J.-C. B. — *C'est très intéressant. Je suppose que cela vous permet aussi de suivre autrement que par la pesée, l'évolution d'un amaigrissement.*

Dr. C. — Effectivement, et en l'occurrence, nous avons pu noter que, en fin de saison, après plusieurs mois d'efforts soutenus, le pli cutané était moins épais au niveau du bras qui avait le plus travaillé. Par conséquent, le sport, quand on en fait suffisamment, entraîne une diminution de la graisse dans la peau des segments des membres, voire des membres tout entiers, qui travaillent.

J.-C. B. — *Mais, dites-moi, cela peut ouvrir des perspectives aux femmes qui veulent perdre du poids, mais seulement dans des zones bien précises. La culotte de cheval par exemple ?*

Dr. C. — Tout à fait... je ne vous citerai qu'un seul exemple. Celui de cette athlète nord-américaine de 20 ans qui fut médaillée d'or aux 100 mètres plats à Tokyo et qui avait des jambes si belles, si bien galbées que la presse sportive du monde entier ne l'appelait plus que « The leggs », les Jambes. Or, j'ai eu l'occasion de voir sa photo à 14 ans : c'était une demoiselle particulièrement potelée à qui son médecin avait conseillé de faire du sport pour perdre un peu de poids ! Il est bien évident qu'on ne peut pas demander à toutes nos compagnes, affligées de la culotte de cheval, de préparer les Jeux Olympiques. Mais on peut tout de même les inciter à remuer un peu plus, ne serait-ce qu'en leur recommandant de faire chaque jour dix minutes de saut à la corde, ce qui matériellement me semble à la portée de toutes ! Mais entendons-nous bien ! Aucune activité physique ne sera jamais suffisante pour entraîner la disparition totale de ces énormes culottes de cheval que l'on observe parfois. Ce ne serait pas honnête de ma part de laisser croire de telles choses ! Mais il n'en reste pas moins que le sport est un remarquable adjuvant.

J.-C. B. — *Néanmoins, si je vous ai bien suivi, le sport a une action qui permet la fonte locale partielle de la graisse excédentaire. Mais est-ce qu'on ne peut pas, en faisant du sport, espérer fondre de partout ?*

Dr. C. — Si bien sûr ! Et ce sera mon deuxième exemple. En 1976, j'ai suivi un groupe de 11 hommes, anciens coureurs cyclistes âgés de 28 à 39 ans, porteurs d'une surcharge pondérale de 21 à 33 kilos, tous anciens sportifs de compétition, devenus obèses à l'arrêt des activités physiques, consultant pour perdre du poids mais aussi pour savoir dans quelles conditions, à l'issue d'un bilan médico-sportif, ils pouvaient reprendre une activité physique.

L'enquête diététique faisait apparaître une consommation calorique moyenne de 2 250 à 4 000 calories, inharmonieusement réparties. Il fut décidé, d'un commun accord, qu'ils ne modifieraient en rien leur alimentation. Mais que le lundi, le mercredi, le samedi et le dimanche, ils feraient après une période d'entraînement de deux semaines, 100 km par sortie, chaque sortie durant 3 heures (ce qui représente une dépense d'énergie de 1 200 à 1 500 calories) et ce pendant 2 mois. Au terme de cette expérience, 3 avaient abandonné dès la première quinzaine, mais les 8 autres avaient tous perdu du poids, entre 3,200 et 5,150 kilos. Pendant cette expérience, les contrôles diététiques n'ont à aucun moment montré de changement significatif qui aient pu expliquer cette chute de poids. L'activité physique était donc seule responsable de leur amaigrissement.

J.-C. B. — *Voilà donc élucidé le premier des deux mécanismes par lequel le sport est un remède contre les kilos en trop. Quel est donc le second ?*

Dr. C. — Il est tout à fait différent et, à mon sens, il est encore plus important que le premier. Il résulte de la prise de conscience de son corps, ou, pour utiliser un langage un peu plus compliqué, de son schéma corporel, notion sur laquelle je reviendrai un peu plus tard. Tout se résume en un mot : quand on fait du sport on ne se supporte pas gros. Il est rare que l'activité sportive soit compatible avec de la graisse superflue. Si vous saviez combien de gros, de grosses surtout, s'interdisent de faire du sport pour ne pas avoir à montrer des bourrelets inesthétiques ! Voyez-vous, le sport est un état d'esprit. Quand on l'acquiert, du même coup, on accepte d'autres disciplines. Suivre un régime amaigrissant n'est plus une contrainte, mais un moyen pour obtenir un corps différent. Et, croyez-moi, cette discipline, librement consentie, est une excellente démarche thérapeutique. Quand on demande à un obèse pourquoi il veut maigrir, une fois sur deux il répond : parce que je ne me sens pas bien dans ma peau. Or, quand on fait du sport, tous les sportifs vous le diront, on se sent mieux dans sa peau. Comme à l'évidence il s'agit de la même peau... Il y a quelques années, à l'arrivée d'un cross du *Figaro* auquel j'avais moi-même participé, j'ai rencontré un de mes anciens patients, un ancien gros, très gros même, qui s'était stabilisé à un poids très convenable. Il venait de se classer à un rang fort honorable et il en retirait une légitime satisfaction. « Voyez-vous, docteur, me dit-il, rien que pour cela, plus jamais je ne reprendrai un gramme. » Il a tenu parole. Je l'ai revu récemment. Il est toujours aussi svelte et il continue à faire régulièrement de la course à pied. Il fait partie de ces patients qui me rappellent la phrase que Voltaire met dans la bouche de Zadig : « Vous avez joué à la balle et vous avez été sobre. On se porte toujours bien avec de la sobriété et de l'exercice. »

LE SOUTIEN MORAL

Jean-Claude Bourret. — *A l'occasion de nos précédents entretiens, vous me disiez que dans la plupart des cas, lorsque s'instaure un climat de confiance entre le praticien et le patient, la cure d'amaigrissement se déroulait sans poser de problèmes particuliers. Mais j'ai cru comprendre que lorsque le régime, fût-il gastronomisé, et le sport ne suffisaient pas, vous faisiez appel à d'autres techniques. .*

Docteur Creff. — Effectivement. Il arrive assez souvent que le régime, même quand il donne au candidat à l'amaigrissement la possibilité de manger à sa faim et de façon agréable, même si on l'associe à une activité physique de bon niveau, ne suffit pas. Pour une raison simple, c'est que le régime, il le connaît très bien. Il sait très bien ce qu'il doit faire ou plus exactement ce qu'il ne devrait pas faire. Car chez lui, très souvent, son désir de maigrir reste au conditionnel : il ne veut pas maigrir, il voudrait maigrir.

J.-C. B. — *Dans une certaine mesure, on pourrait donc dire qu'il est atteint d'une maladie de la volonté ?*

Dr. C. — C'est un peu cela. Aussi faut-il l'aider dans son entreprise. Il a besoin d'autre chose que d'un régime. Il a besoin d'être conforté, réconforté, soutenu (je ne dirai pas assisté car le mot n'a pas actuellement bonne presse... !). Il a besoin d'un soutien moral qu'on doit toujours prendre le temps de lui apporter. Et pas uniquement de quelques paroles d'encouragement ! Non il a besoin qu on l'aide, qu'on lui apprenne la volonté de vouloir ou la volonté de pouvoir.

J.-C. B. — *Pour être moi-même passé par là, je dois dire en effet que ce n'est pas toujours facile de résister à la tentation. Et j'ai toujours souhaité avoir un « truc » qui me permettrait de me protéger de mes envies de manger.*

Dr. C. — Ce n'est pas un « truc » que nous proposons, mais des techniques de soutien moral, particulièrement élaborées. De ce point de vue le sport est la démarche la plus élémentaire.

J.-C. B. — *Oui, vous nous avez dit que le sport faisait prendre conscience de son schéma corporel. Pouvez-vous nous expliquer ce que cela veut dire ?*

Dr. C. — Le concept du schéma corporel n'est pas facile à expliquer. Grossièrement voici de quoi il s'agit. Nous avons tous de notre corps une certaine idée, une image si vous préférez. Cette image, cette représentation de notre corps est inscrite dans une zone particulière du cerveau que l'on appelle l'aire du schéma corporel. Tout y est inscrit : notre nez, notre bouche, nos mains, nos pieds, nos hanches, etc. Cette image est plus ou moins exactement représentative d'ailleurs. A tel point que, par exemple, certaines femmes ont une idée de leur culotte de cheval un peu falsifiée : elles la croient plus volumineuse que dans la réalité.

J.-C. B. — *Je commence à comprendre : si on peut rétablir les faits dans leur réalité, on peut se sentir moins gros qu'on ne le croit ?*

Dr. C. — C'est un peu cela. Mais pour mieux me faire comprendre, je vais prendre un exemple. Imaginez que je vous coupe la jambe. Vous continuerez à sentir votre jambe. Avec un peu de malchance, d'ailleurs vous risquerez d'avoir mal à la jambe que vous n'avez plus.

J.-C. B. — *N'est-ce pas ce que les amputés appellent la douleur du membre fantôme ?*

Dr. C. — C'est tout à fait cela. Cela peut paraître extraordinaire d'avoir mal à une jambe qu'on n'a plus. Cependant cela existe. Pourquoi ? Parce que le schéma de la jambe amputée reste inscrit dans la zone du cerveau qui est l'aire du schéma corporel. C'est un peu, si vous le voulez, comme une voiture à quatre roues : si vous perdez une roue, les commandes de la voiture — son cerveau en quelque sorte — continuent tout de même à fonctionner comme si elle avait quatre roues.

J.-C. B. — *Je ne vous suis plus très bien. Quel rapport avec les kilos superflus ?*

Dr. C. — Eh bien ! il y a une certaine analogie. Suivez-moi bien ! Quand, à l'occasion d'une cure d'amaigrissement, vous perdez des kilos, vous risquez d'avoir « mal » à la graisse que vous avez perdue, comme l'amputé a mal à la jambe qu'il a perdue. Que faire pour ne plus avoir « mal » ? Pour un amputé c'est très difficile, hélas ! de faire repousser une jambe. Mais pour un obèse, c'est très simple, il suffit de réhabiter et de réhabiliter les kilos perdus. Pour ce faire il suffit de re-manger !

J.-C. B. — *Cette fois, je pense comprendre : si parallèlement à la perte des kilos on ne s'arrange pas pour ne pas en souffrir inconsciemment, on risque donc de reprendre le poids perdu ?*

Dr. C. — Hélas oui ! Et c'est ce qui se produit trop souvent.

J.-C. B. — *Alors que peut-on faire ?*

Dr. C. — Utiliser des techniques qui permettent de dessiner, dans l'aire de son schéma corporel, une image différente du corps. Au départ cette image était celle d'un corps gros, il faut qu'elle devienne celle d'un corps mince. Dans ces conditions, le sujet amaigri va se trouver « prisonnier » d'un nouveau schéma corporel, mince cette fois, dont il ne pourra plus sortir, sauf bien entendu au prix de nouveaux comportements alimentaires très aberrants, quasi suicidaires, auquel cas on ne pourra plus grand chose...

J.-C. B. — *Quelles sont ces techniques ?*

Dr. C. — Ce ne sont pas *des* techniques. Mais *une* technique. Elle est le fruit d'un long et laborieux cheminement que depuis trente ans, mes collaborateurs et moi-même parcourons à travers les nombreuses psychothérapies qui nous étaient proposées et qui ne nous donnaient pas de bien fameux résultats. Nous l'appelons le globalisme. C'est Jeanne Creff, mon épouse, neurophysiologiste de son métier, qui l'a élaborée, structurée et expérimentée.

J.-C. B. — *En pratique comment procédez-vous ?*

Dr. C. — On demande au sujet, dans une série de 25 leçons hebdomadaires, de faire l'apprentissage de ses différents segments corporels. La main, le bras, le nez, l'abdomen, etc. en utilisant des exercices de tension et de relaxation musculaire, qui permettent d'en prendre conscience.

J.-C. B. — *Mais n'est-ce pas un peu du yoga ?*

Dr. C. — Il est vrai que certains exercices sont empruntés aux différentes ascèses orientales. D'autres sont dérivés des méthodes de Schultz, de Jacobson et d'autres techniques de relaxation. Mais nous pensons que le globalisme va beaucoup plus loin, car il intègre les trois niveaux d'organisation du système nerveux : la structure, le fonctionnement et le comportement. Il procède donc aussi bien de l'investigation de l'inconscient que de l'exploration de la conscience. Sur le plan pratique les séances ont lieu en groupe, une fois par semaine et durent environ une heure. L'essentiel de la leçon est enregistrée sur bande magnétique et il est demandé de s'entraîner, seul, en écoutant la bande dix minutes, une ou deux fois chaque jour, ce qui est indispensable.

Au terme de cet apprentissage le sujet devient capable de vivre en harmonie avec son corps et, de la sorte, capable aussi de maîtriser ses pulsions, donc son appétit. En un sens, on lui a appris à faire la découverte de la volonté qu'il n'avait pas, ou qu'il n'avait plus.

J.-C. B. — *Encore une question docteur Creff, que pensez-vous des Weight Watchers ?*

Dr. C. — Beaucoup de bien et beaucoup de mal. Beaucoup de bien sur le fond car ces clubs d'obèses se réclament, dans leurs bons résultats de la dynamique de groupe. Il est certain qu'on se bat mieux quand on ne se bat pas seul. Il y a des copains de régime, comme il y a des copains de régiment. D'ailleurs les services spécialisés dans les maladies métaboliques et dans le traitement de l'obésité, n'ont pas attendu ce genre d'organismes pour en faire bénéficier leurs patients.

Mais sur la forme, j'en pense beaucoup de mal. Comprenez-moi : je ne veux pas faire de corporatisme outrancier. Mais la médecine est une chose trop sérieuse pour qu'on la laisse faire par des non-médecins. Si ces gens qui dirigent les Weight Watchers ou autres associations de ce type veulent absolument soigner des obèses, ils n'ont qu'à faire eux aussi sept années d'étude de médecine et quatre ou cinq de spécialisation. J'ai eu l'occasion de vous le dire : l'obésité n'est souvent qu'un symptôme. Un symptôme qui peut cacher une maladie sévère qu'il importe de diagnostiquer le plus tôt possible pour instaurer une thérapeutique rapide et efficace. Je peux vous assurer que je suis bien placé pour avoir vu, trop souvent, des obèses perdre un temps précieux et différer des traitements urgents pour ne pas m'élever avec rigueur contre ce genre de groupes, dont le moins qu'on puisse dire est qu'ils n'ont pas une couverture médicale satisfaisante.

LES 20 QUESTIONS
QUE VOUS POSEZ LE PLUS SOUVENT

J.-C. B. — *Docteur Creff, en trente ans de pratique hospitalière, vous avez constaté qu'une vingtaine de questions ou d'affirmations reviennent très souvent. Je les ai sous les yeux et je vais donc jouer le rôle du candide.*

Première affirmation : le yaourt est décalcifiant.

Dr. CREFF. — Faux. Le yaourt apporte autant de calcium qu'un verre de lait.

J.-C. B. — *Même le yaourt à zéro pour cent de matière grasse ?*

Dr. C. — Tout à fait. Dans le yaourt à 0 % de matière grasse on a supprimé la graisse, pas le calcium.

J.-C. B. — *La viande rouge est-elle plus nourrissante ?*

Dr. C. — Toutes les viandes ou volailles ont la même valeur protidique. Simplement la plupart des viandes de volailles sont un peu plus maigres que les viandes rouges. Et cela quel que soit le mode de cuisson.

J.-C. B. — *Le foie de veau est meilleur que les autres.*

Dr. C. — Faux ! les foies d'agneau, de génisse, et de

porc ont la même valeur nutritive. Et en plus ils coûtent nettement moins cher que le foie de veau qui a une tenace et fausse réputation de qualité supérieure en raison de son prix.

J.-C. B. — *Le pamplemousse fait maigrir.*

Dr. C. — Faux. Mais le pamplemousse n'étant pas un fruit très sucré (10 % de son poids) peut faire partie d'un régime amaigrissant.

J.-C. B. — *Le hareng et la sardine sont des poissons gras.*

Dr. C. — Faux. Ils contiennent 6 à 10 % de lipides contre 15 à 20 % pour certaines viandes de boucherie. Mais le hareng et la sardine contiennent plus de lipides que les poissons maigres (1 à 6 %).

J.-C. B. — *L'huile de tournesol, de maïs ou de pépins de raisin est recommandée pour les régimes amaigrissants.*

Dr. C. — Faux. Toutes les huiles ont la même valeur calorique. Mais ces huiles contiennent des acides gras polyinsaturés qui permettent de lutter contre l'augmentation du cholestérol sanguin.

J.-C. B. — *Les conserves sont mauvaises pour la santé.*

Dr. C. — Faux. Les conserves de légume contiennent autant de vitamines et d'éléments minéraux que les légumes cuits à la maison et parfois un peu plus !

J.-C. B. — *Les surgelés sont moins nourrissants que les aliments frais.*

Dr. C. — Faux. Les légumes surgelés ont la même valeur nutritive que les légumes frais.

J.-C. B. — *Les biscottes font maigrir.*

Dr. C. — Faux. 8 biscottes représentent une demi-baguette ! De plus elles sont un peu plus riches en sucres et en graisses.

J.-C. B. — *Le vin donne des forces.*

Dr. C. — Faux. Les sportifs s'en passent totalement.

J.-C. B. — *Un seul repas par jour suffit pour être en forme.*

Dr. C. — Faux. Il faut faire trois vrais repas par jour.

J.-C. B. — *Un litre de boisson sucrée ou de sodas contient vingt morceaux de sucre.*

Dr. C. — Vrai ! Mais aussi du sel...

J.-C. B. — *Ce sont les gros bébés qui se portent le mieux.*

Dr. C. — Faux. Et de plus on les prédispose à l'obésité et au diabète.

J.-C. B. — *Le gruyère est un fromage maigre.*

Dr. C. — Faux ! C'est l'un des plus gras...

J.-C. B. — *Un peu de bière ou de cidre n'a jamais fait de mal à un enfant.*

Dr. C. — Faux. Ce sont des boissons alcoolisées. L'eau pure est la seule boisson pour un enfant.

J.-C. B. — *Une femme enceinte doit manger pour deux.*

Dr. C. — Faux ! Non pas deux fois plus, mais deux fois mieux.

J.-C. B. — *Trop saler favorise l'hypertension.*

Dr. C. — Vrai. Il ne faut pas rajouter de sel à table.

J.-C. B. — *Les œufs ne font pas mal au foie.*

Dr. C. — Vrai ! Sauf sensibilité particulière assez rare. Et deux œufs peuvent avantageusement remplacer une part de viande.

J.-C. B. — *Deux bananes égalent un beefsteack.*

Dr. C. — Faux. La banane est riche en sucres, mais pauvre en protéine.

J.-C. B. — *On peut manger des fruits à volonté.*

Dr. C. — Faux. Les fruits sont très riches en sucre. Exemple : une pomme = 4 sucres.

J.-C. B. — *Il faut boire 1,5 litre d'eau par jour.*

Dr. C. — Vrai ! et l'eau est la seule boisson indispensable. Elle est nécessaire au bon fonctionnement de nos reins.

RIONS DE NOS KILOS

Jean-Claude BOURRET. — *Docteur Creff, si les gros ont par définition des kilos de trop, ils ont souvent le sens de l'humour !*

Docteur CREFF. — Oui, j'en ai entendu de belles. Lorsque je reçois un patient et lui demande de m'expliquer en une phrase pourquoi il veut maigrir, une fois sur deux on me répond : « Pour être bien dans ma peau. » Mais je me souviens d'une patiente qui m'a regardé droit dans les yeux et m'a dit : « Je vais me déshabiller, vous allez comprendre ! »

J.-C. B. — *Et vous avez compris !*

Dr. C. — Les femmes sont plus soigneuses, plus soucieuses de leur silhouette comme en témoignent ces réflexions que j'ai notées :

— Docteur, je n'accepte plus mon derrière !

Ou encore :

— Docteur, mon derrière ne me suit plus !

Ou encore :

— Je voudrais maigrir, mais seulement des fesses, je ne voudrais rien perdre de la poitrine ni du visage.

Ce à quoi je réponds : si vous voulez perdre votre derrière, il faut accepter de perdre votre devant ! Comme le disait Yvonne Printemps : il faut choisir entre les fesses et la face.

Pourtant le derrière se voit moins que le devant. D'où sans doute, la réflexion de cette dame de 40 ans :

— Docteur, si j'avais par derrière ce que j'ai par devant, je serais moins malheureuse car je ne me verrai pas !

J.-C. B. — *Les formes ont une importance particulière pour les patientes...*

Dr. C. — Je veux maigrir à cause de ma culotte de cheval, de mes hanches, parce que ma « bouée de secours » est trop moche... ce sont des réponses fréquentes. Mais le mari joue aussi un rôle qui se précise à travers ces réponses authentiques :

— Au début de mon mariage mon mari disait que j'étais sa moitié. Maintenant il dit que je suis son double, et quand il est en colère il précise : son gras-double !

Et encore :

— Docteur, mon problème n'est plus de m'habiller, mais de me déshabiller !

J.-C. B. — *Eh oui, le gras, double ou pas, provoque l'assoupissement sexuel du mari...*

Dr. C. — Pas toujours ! Tenez, j'ai failli éclater de rire quand une femme de 35 ans m'a répondu avec beaucoup de sincérité :

— Je veux maigrir parce que l'autre soir en se couchant mon mari m'a dit : « Allez la grosse montre un peu ce que tu sais faire ! »

J.-C. B. — *Qu'en termes galants ces choses-là sont dites !*

Dr. C. — Comme me l'expliquait une autre patiente : « Vous comprenez docteur, je sais bien à quoi ressemblent les femmes que mon mari regarde ! »

Et une autre encore précisait :

« Papa n'arrête pas de me dire que j'ai un gros pétard ! »

J.-C. B. — *On n'est jamais trahi que par les siens !*

Dr. C. — C'est vrai que la motivation de l'amaigrissement naît souvent de la réflexion d'un membre de la famille. Un jour, une forte femme de cinquante ans m'expliquait sa décision de maigrir de la façon amusante que voici :

— Vous comprenez docteur, j'étais en voiture aux côtés de mon fils qui conduisait. Il s'est soudain arrêté à l'entrée d'un pont interdit aux véhicules de plus de cinq tonnes. Alors il a ouvert la porte de mon côté et m'a dit : traverse d'abord seule, c'est plus prudent !

J.-C. B. — *Les réflexions des collègues ont aussi leur importance.*

Dr. C. — Ce sont des vexations qui déclenchent parfois soudain la très salutaire envie de maigrir. Les copains m'appellent « grosse patate »... ou encore sac à graisse... wagon citerne... gros cul... la bonbonne... patapouf... la citrouille... les qualificatifs peu flatteurs ne manquent pas... Avec, pour les femmes, cette inquiétude plus marquée pour leur silhouette. Une patiente m'expliquait un jour : la cellulite, docteur, c'est un tissu qui m'enveloppe mais qui ne m'emballe pas !

J.-C. B. — *Jolie formule !*

Dr. C. — L'obsession de la culotte de cheval est très fréquente.

J.-C. B. — *Et compréhensible... Les magazines de mode donnent à la femme une image de l'être idéal filiforme.*

Dr. C. — Il est en effet curieux, étonnant de constater que les femmes normales ne rêvent que de s'identifier aux mannequins nordiques étroits et plats, modèles de l'antifemme. Voyez-vous, si les femmes acceptaient la nature en général et leur derrière en particulier, elles seraient certainement moins malheureuses !

J.-C. B. — *D'où le succès des traitements miracles !*

Dr. C. — Le vrai miracle, c'est qu'il y ait tant de naïfs pour y croire ! Ce qui explique sans doute la première demande de cette patiente venue me voir :

— Je voudrais maigrir le ventre plein !

J.-C. B. — *Il se trouve qu'avec la méthode que vous préconisez, c'est parfaitement possible...*

Dr. C. — L'origine de l'obésité, son traitement, provoquent encore des réflexions savoureuses. Celle par exemple de ce jeune homme de 30 ans : quand les ennuis me rongent, je ronge !

Et cet autre ajoutait : « Entre le pot de yoghourt et le pot de rillettes, c'est plus fort que moi, je choisis le pot de rillettes ! » Une autre patiente m'expliquait : « Quand je mange trop, ça va mal ! Mais si je ne mange pas, ça ne va pas ! »

L'appétit est parfois déclenché par une frustration sexuelle. Ainsi, cette jeune patiente m'expliquait que « son homme faisait « ça comme un lapin » ; je suis restée sur ma faim ajoutait-elle alors ça m'a ouvert l'appétit... »

J.-C. B. — *D'où la décision du régime et quelquefois la redécouverte du sport...*

Dr. C. — Vous m'avez dit de faire de la bicyclette, m'a dit un jour une patiente, mais mon vélo me conduit toujours dans les pâtisseries.

Et cette autre :

« Docteur, je suis tellement grosse, que j'ai beau gonfler les pneus de mon vélo, ils sont toujours à plat ! », et elle ajouta fataliste : « La vie me grignote, mais c'est moi qui grossis. »

J.-C. B. — *Comment vos patients expliquent-ils leurs échecs, face aux pâtisseries, notamment ? Ce n'est pas toujours le vélo qui les guide vers les devantures alléchantes ?*

Dr. C. — Je suis très bien votre régime pendant les repas, m'expliquait une patiente, mais entre les repas, je ne peux pas.

Et encore :

— Je commence mon régime chaque matin et tout va bien. Mais le soir, désespoir !

Et aussi cette réflexion :

— Brusquement, j'ai craqué et j'ai fait l'assiette buissonnière !

D'où ma réponse :

— Je ne peux que vous soigner c'est à vous de maigrir.

J.-C. B. — *En guise de conclusions, quelques ultimes réflexions ?*

Dr. C. — Quand je m'habille et que je vois le tableau, ça me scie !

— Le fléau de ma balance est devenu mon fléau !

— Je suis folle de rage, une collègue de bureau m'a dit « pousse ta graisse ».

Et enfin cette ultime réflexion sur la motivation :

— Je veux maigrir, docteur, parce que mon mari en a marre de lacer mes chaussures tous les matins !

LA NOUVELLE CUISINE GASTRONOMIQUE

J.-C. B. — *Nous avons vu qu'un ancien obèse qui a retrouvé sa ligne mince devra faire attention toute sa vie, changer ses habitudes, sa façon de se comporter.*

Dr. C. — Et surtout réapprendre à se nourrir. Comme il n'est pas question de se priver ou de manger à contre cœur des plats peu appétissants, il faut apprendre une nouvelle cuisine. Je vous assure qu'elle est tout aussi agréable que celle qui vous a fait grossir et qui vous menacera toujours si vous baissez votre garde. Il faut que vous appreniez à faire de bons petits plats avec la cuisine minceur.

Jean-Claude Bourret. — *Cuisine minceur, cuisine diététique, tout cela évoque irrésistiblement un filet de sole grillée accompagné de fenouil bouilli...*

Docteur Creff. — Il faut apprendre à gastronomiser la diététique. C'est-à-dire à faire une cuisine agréable et appétissante chère au palais des Français. Réapprendre à manger c'est ausi réapprendre à faire la cuisine.

J.-C. B. — *C'est fondamental ! On peut donc se nourrir intelligemment et conserver les plats savoureux ?*

Dr. C. — Tout à fait ! et je vous propose d'abord de passer en revue les instruments nécessaires :

— *Un autocuiseur* ou cocote-minute :
Cela permet de cuire à la vapeur rapidement et avec un minimum de dépense de gaz ou d'électricité.

— *Une poêle qui n'attache pas :*
Elle vous permettra de préparer des cuissons sans matières grasses.

— *Un gril :*
Choisissez-le vertical de préférence. Cela permet à la graisse fondue de s'écouler, votre viande sera d'autant plus maigre et savoureuse.

— *Un batteur électrique :*
Il vous servira à préparer les sauces dont je vous donnerais la recette.

— *Une cocotte et une sauteuse qui n'attachent pas :*
C'est-à-dire, comme dans le cas de la poêle, recouvertes de TEFLON.

J.-C. B. — *La plupart de ces ustensiles équipent déjà les cuisines...*

Dr. C. — Il n'y aura donc pas ou peu de dépenses pour notre lecteur. Mais il faut ajouter si possible :

— *Une poissonnière :*
Le poisson pourra y cuire sans se déformer et vous pourrez facilement le retirer.

— *Une cocotte spéciale en terre :*
Poissons, rôtis et volailles pourront ainsi cuire au four sans un gramme de matière grasse.

Très utiles également :

— *L'aluminium ménager :*

Il permet de confectionner des papillottes de poissons en gardant tout le parfum des arômes. Il sert aussi à tapisser le fond du plat à four pour éviter que la préparation n'attache dans le cas où vous ne disposez pas d'un plat à four recouvert de TEFLON.

— *Les rouleaux de papier* absorbeur :

Ce papier ménager, genre éponge, permet d'éliminer les excès de graisse sur une viande.

— *Un pinceau ménager :*

Il permet de graisser au minimum les pièces à griller.

J.-C. B. — *Il faut bien distinguer les deux types de régime et donc les deux façons de préparer les plats. Prenons d'abord la première période, celle où les sucres, alcools, féculents et matières grasses sont quasi totalement supprimées. Quels sont alors les ingrédients dont va disposer notre lecteur pour confectionner ses sauces ?*

Dr. C. — D'abord *l'huile de paraffine.*

Je commence par elle c'est la seule denrée, avec les « faux sucres » à être achetée en pharmacie. Cette huile de paraffine remplacera l'huile dans nos vinaigrettes et mayonnaises.

J.-C. B. — *On peut faire de la mayonnaise avec de l'huile de paraffine ?*

Dr. C. — Absolument ! et elle ne rate jamais. Mais il faut utiliser cette huile de façon modérée car elle accélère le transit intestinal. D'autre part, il ne faut jamais faire cuire cette huile, ni l'ajouter à une préparation qui doit cuire.

J.-C. B. — *C'est donc le seul produit que notre lecteur achètera en pharmacie avec les « faux sucres ».*

Dr. C. — Les présentations varient selon les marques : poudre liquide, petits comprimés. Ils sont à utiliser pour préparer des « faux desserts » aussi bons au goût que les vrais et pour permettre à notre lecteur de sucrer à volonté au cas où la disparition du sucre dans son alimentation provoquerait un grave manque. Mais j'ajoute encore une fois qu'il est préférable d'essayer de se débarrasser du goût pour le sucré.

J.-C. B. — *Pas de risque de cancer avec des sucres artificiels ?*

Dr. C. — Nous avons déjà vu que la deuxième génération des « faux sucres » était sans danger pour l'organisme. Je le confirme donc pour apaiser votre inquiétude.

J.-C. B. — *Voilà pour les deux produits vendus en pharmacie. Quels autres produits vont-ils servir à notre lecteur, toujours dans la première partie du régime, celle de l'amaigrissement ?*

Dr. C. — Le lait écrémé. Il existe soit sous forme liquide, soit en poudre. Il permet de préparer des entremets (avec du « faux sucre »), des gratins, des sauces (sans farine et sans matière grasse, autre que les quantités permises).

J.-C. B. — *Le lait écrémé peut être bu à volonté...*

Dr. C. — Si vous aimez le lait, je vous suggère d'ajouter une cuillère à soupe de lait écrémé en poudre dans votre verre de lait écrémé, vous en améliorerez ainsi le goût. Autre produit autorisé à volonté, le yaourt nature. Ils serviront à préparer des sauces froides en ajoutant sel, poivre, moutarde, fines herbes, jus de citron, paprika.

Vous pouvez également utiliser le yaourt nature pour préparer des mayonnaises avec un jaune d'œuf écrasé.

.-C. B. — *Le yaourt nature ne contient-il pas des matières grasses ?*

Dr. C. — Si, mais 1,5 % seulement. Les yaourts à 0 % sont souvent sans goût, voilà pourquoi des yaourts « spécial minceur » sont proposés avec du sucre ou des fruits ou les deux, ce qui est parfaitement absurde et va à l'encontre de votre régime.

J.-C. B. — *Même situation pour les romages blancs, mais avec ce produit il n'existe pas de solution intermédiaire. Les moins gras contiennent 20 %.*

Dr. C. — Il faut donc prendre les fromages blancs à 0 %. Ils sont souvent très bons, car leur fabrication a fait des progrès. Il en existe à la louche, battus ou fouettés. Ils remplacent la crème fraîche dans les potages, pour la préparaiton d'un lapin à la moutarde et servent à la confection de sorbets et crèmes glacées.

Dans ce cas vous devez battre le fromage blanc avec un batteur électrique afin de lui donner une onctuosité très appétissante.

Enfin, toujours dans la première partie de votre régime, vous pouvez utiliser la maïzéna. Il faut la délayer dans une petite quantité de liquide froid avant de la réchauffer et ne pas cesser de la remuer.

J.-C. B. — *Huile de paraffine, faux sucres, lait écrémé, yaourt nature, fromage blanc à 0 %, maïzéna, nous pouvons prendre, sous votre autorité, notre première leçon de sauces.*

Dr. C. — L'Angleterre disait Talleyrand a trois sauces et a trois cents soixante religions. La France a trois religions et trois cent soixante sauces. C'est toute la différence... Eh bien ! la cuisine minceur a largement augmenté ce nombre déjà impressionnant. Analysons-les, en les classant en fonction de leur fréquence d'utilisation.

D'abord, la vinaigrette :

Vous pouvez choisir l'une de ces trois solutions :

1) Vous remplacez votre huile habituelle par de l'huile de paraffine ;

2) Vous utilisez votre quantité d'huile normale autorisée (environ un cuillère à soupe) et vous la délayez avec du jus de citron.

3) Même mélange que précédemment mais au lieu de délayer avec du jus de citron, vous ajoutez deux cuillères à café d'eau chaude.

Avec les solutions 2 et 3, je vous conseille d'utiliser une huile très parfumée : olive ou noix.

J.-C. B. — *Peut-on ajouter à cette vinaigrette quelques fines herbes ?*

Dr. C. — Tout à fait. Non seulement des fines herbes, mais des câpres, des rondelles de cornichon, un œuf dur haché menu... les fantaisies agréables sont fonction de votre imagination et de votre goût.

J.-C. B. — *La mayonnaise...*

Dr. C. — Pour faire une mayonnaise sans danger pour votre ligne, il faut utiliser :

— 1) un fromage blanc à 0 % de matière grasse, bien battu au mixer électrique afin d'obtenir un mélange très onctueux ;

2) deux jaunes d'œufs cuits pour 200 à 300 grammes de fromage blanc ;

3) ajoutez une cuillère de moutarde forte ;

4) « Montez » ce mélange, comme une mayonnaise classique.

Là encore vous pouvez agrémenter cette fausse mayonnaise selon votre goût : avec des cornichons hachés vous obtenez une « sauce tartare ». Avec un blanc d'œuf battu ajouté à la fin, vous obtenez une « sauce mousseline ».

J.-C. B. — *Le yaourt nature peut-il être utilisé pour faire une « fausse mayonnaise » ?*

Dr. C. — Oui, mais ce sera une mayonnaise plus liquide. Je conseille en revanche à notre lecteur de faire des comparaisons, c'est son goût qui tranchera. Personnellement, j'utilise le yaourt avec du sel et du poivre, des fines herbes ou du jus de citron pour accompagner des crudités (choux-fleur, carottes, radis coupés en rondelles, concombres, etc.).

J.-C. B. — *Quelles autres sauces peut-on préparer dans la première partie du régime ?*

Dr. C. — En réalité, vous parlez de la première partie, mais vous pouvez utiliser ces sauces toute votre vie car je vous assure qu'elles sont excellentes au goût, d'autant que chacune de nos lectrices ou de nos lecteurs, le parfumera avec des ingrédients qu'il apprécie. De plus, elles ne sont pas compliquées à préparer, ne coûtent pas cher et ont l'immense avantage de joindre l'utile (la ligne !) à l'agréable (le goût...).

Vous pouvez ajouter à toutes ces sauces, celles préparées à partir du lait écrémé. Donnez de la consistance en ajoutant de la maïzena. Une excellente sauce est également réalisée à partir de tomates écrasées auxquelles on ajoute de l'ail finement haché et des herbes aromatiques. Vous pouvez enfin réaliser des sauces d'accompagnement à partir de purée d'oseille ou d'épinards (éventuellement additionnées d'un jaune d'œuf ou de lait écrémé) ou enfin à base de purée de champignon de Paris.

J.-C. B. — *Voilà déjà une liste très riche en idées. Je peux témoigner que la mise en pratique est d'une grande simplicité et que le goût est excellent. Mais côté desserts y a-t-il des produits de remplacement qui permettent au gourmand d'assouvir sa gourmandise ?*

Dr. C. — Commençons par les fruits pour rappeler à notre lecteur que dans la première partie du régime il a le droit à un fruit par jour (à l'exclusion des fruits « riches » de type banane ou avocat). Il peut remplacer ce fruit par une petite salade de fruits sucrée dans la limite du sucre autorisé. Si sa ration a déjà été utilisée, qu'il prenne alors du « faux sucre » vendu en pharmacie, qui je le répète est sans danger.

J.-C. B. — *Salade de fruits évidemment sans alcool.*

Dr. C. — Evidemment. On peut remplacer l'alcool, de toute façon néfaste, quelle que soit la période du régime (amaigrissement, stabilisation, retour à l'alimentation normale) par de l'eau de fleur d'oranger, de la vanille en poudre ou de la canelle.

J.-C. B. — *Peut-on faire des glaces « minceur » agréables au goût ?*

Dr. C. — Tout à fait. Préparez-les à base de fromage blanc battu (à 0 % de matière grasse) de fruits écrasés et de « faux sucre ». Vous pouvez aussi préparer des crèmes anglaises, des crèmes renversées, des flans, selon le même principe. Parfumez à la vanille, au café, à la pistache, au cacao (mais pas au chocolat). Pour que ces crèmes soient plus onctueuses, ajoutez un peu de lait écrémé en poudre au lait écrémé liquide.

J.-C. B. — *En somme, les recettes minceur, c'est l'imagination dans les casseroles de la ménagère !*

Dr. C. — Il faut bien que notre lecteur se rende

compte d'une évidence qui ne l'est pas toujours. Il a été élevé selon un système d'alimentation qui est devenu au fil des ans ce qu'il croit être le vrai système de référence. Or, nous l'avons vu, les traditions culinaires aboutissent souvent à une alimentation anarchique déséquilibrée et non sans danger pour l'organisme. Combien de femmes et d'hommes sont morts plus tôt qu'ils n'auraient dû parce qu'ils n'avaient jamais pensé une seule seconde à remettre en question ce que maman leur avait appris derrière ses fourneaux !

Et cette constatation est valable pour la quasi totalité des civilisations de notre planète...

Réapprenez à vivre ! Donc réapprenez à faire la cuisine !

N'oubliez jamais *qu'il est facile de gastronomiser la diététique.*

LES GRANDS CHEFS ET LA CUISINE MINCEUR

Jean-Claude BOURRET. — *Tous les grands chefs ont plus d'un tour dans leur casserole pour nous proposer des bons petits plats très agréables qui ne nous feront pas grossir... Jacques Manière du Dodin-Bouffant propose les filets de sole farcis préparés comme suit :*

Pour 4 personnes :

Deux belles soles, deux merlans, deux cuillères à soupe de crème fraiche, deux œufs, ciboulette, estragon, mousserons séchés, sel et poivre :

- Faire enlever par le poissonnier les filets de soles et de merlans.
- Passer au mixer la chair des filets de merlans. Ajouter la crème, les œufs, les fines herbes hâchées, les mousserons séchés. Saler et poivrer.
- Farcir les filets de sole avec ce mélange.
- Faire cuire à la vapeur (cocotte minute) pendant 6 à 7 minutes.
- Servir avec un légume vert au choix et un beurre blanc (dont chacun se servira selon ses kilos à perdre ou sa ligne à maintenir.

J.-C. B. — *Je note tout de même la présence de crème fraîche et de beurre blanc !*

Dr. C. — Il s'agit là, d'une recette qui concerne celui qui a retrouvé sa ligne. Dans le cas où notre lecteur voudrait goûter à ce délicieux plat dès la première partie de son régime, il lui suffit de remplacer la crème fraîche par une sauce à base de fromage blanc à 0 %, ou de supprimer carrément la crème fraîche. Et de remplacer le beurre blanc par l'une des sauces minceur précédemment décrites.

J.-C. B. — *Autre plat minceur proposé par un grand Chef : les recettes de Guy GIRARD, qui tient le Petit Coin de la Bourse. D'abord : l'Escalopine de Thon.*

Comptez par personne : une tranche de thon rouge, d'épaisseur moyenne. Un ou deux citrons selon votre goût. 1/2 œuf dûr, 1 1/2 échalote, 1 cuillerée à café d'huile d'olive (ou de paraffine selon la phase de votre régime), câpres, ciboulette, persil, sel et poivre. Accompagnez par 200 grammes de carottes émincées.

- Salez et poivrez le thon. Le faire mariner pendant une heure dans du jus de citron. Faire mariner en même temps les carottes émincées.
- Egouttez le thon. Le disposer sur une assiette entouré des carottes, câpres, œuf dur, échalote, ciboulette et persil hâché. Arroser avec l'huile d'olive (ou de paraffine). Aucune cuisson n'est nécessaire dans cette préparation.

J.-C. B. — *Autre proposition du Chef Guy Girard, l'escalope Saint-Jacques.*

L'escalope Saint-Jacques

Par personne :

1 belle coquille Saint-Jacques, 1 citron, 1 cuillerée à soupe d'huile d'arachide (ou d'huile de paraffine), 1 cuillerée à café de très bon vinaigre de vin, curry, coriandre en poudre, sel et poivre.

- Saler et poivrer la coquille Saint-Jacques (nettoyée et décoquillée). La frotter et l'arroser avec le jus d'un demi-citron. Laisser reposer une demi-heure.
- Faire cuire à la vapeur pendant 3 ou 4 minutes.

- Laisser le corail entier. Faire deux ou trois tranches de la chair blanche.
- Mélanger le jus d'un demi-citron, le vinaigre, l'huile. Ajouter un peu de curry et de coriandre en poudre. Arroser la coquille Saint-Jacques avec cette sauce.
- Entourer de petits légumes cuits à la vapeur et de tomates fraîches.

J.-C. B. — *Voici maintenant une dorade proposée par le chef Morot-Gaudry :*

La dorade papillote

Pour 4 personnes :

1 belle dorade, 1 kilo de tomates, 4 ou 5 échalottes, vin blanc, fines herbes variées, sel et poivre.

- Tapisser le fond d'un plat à four de fines herbes et d'échalotes hachées.
- Poser par-dessus la dorade vidée et écaillée. Saler, poivrer. Mouiller de vin blanc juste à hauteur du poisson. Entourer de tomates fraîches lavées et coupées en quartiers.
- Recouvrir d'une feuille d'aluminium ménager.
- Faire cuire à four moyen.

J.-C. B. — *Et une salade tiède de faisan aux choux, toujours proposée par le chef Morot-Gaudry :*

Salade tiède de faisan aux choux

Pour 4 à 6 personnes :

1 poule faisane, 1 beau chou blanc bien serré, 2 cuillerées à soupe de vinaigre de xérès, 1 cuillerée à soupe d'huile d'olive (ou d'huile de paraffine), sel et poivre.

- Emincer le chou. Le faire blanchir 5 minutes dans beaucoup d'eau bouillante salée. Rafraîchir. Bien égoutter.
- Désosser la poule par le dos, en essayant de préserver la forme (éventuellement demander ce service au volailler.)
- Faire cuire les os et les ailerons de la poule faisane pour obtenir un fumet. Le faire réduire.
- Faire une sauce avec le vinaigre, l'huile, quelques cuillerées de fumet de faisan, du sel et du poivre.
- Réchauffer le chou au four jusqu'à ce qu'il ne contienne plus du tout d'eau.

- A plat, poêler la poule faisane à sec pendant 7 à 8 minutes.
- Arroser le chou de sauce. Escaloper le faisan par-dessus. Poivrer légèrement.

J.-C. B. — *Emmanuel Moulier de l'Ambassade d'Auvergne et du Rouergue à Paris, propose une soupe de Haddock aux petits légumes.*

La soupe de haddock aux petits légumes

Pour 4 personnes :

1/2 l de lait, 1/2 l de fond maigre de volaille *, 500 g de haddock, 1 petite carotte, 1 petit navet, 50 g de champignons, 50 g de pois frais, 0,200 l de vin blanc moelleux, 1 petit verre de Glenlivet (ou de tout autre bon whisky pur malt), 3 cuillerées à soupe d'huile d'olive, cerfeuil, sel et poivre.

- Faire revenir dans l'huile tous les légumes taillés en tout petits dés.
- Mouiller avec le vin blanc, le Glenlivet, le fond.
- Laisser cuire à couvert jusqu'à ce que les légumes soient cuits « al dente », c'est-à-dire encore croquants. Les retirer.
- Ajouter le lait. Faire pocher le haddock dans le liquide juste frémissant (il ne doit y avoir aucune ébullition).
- Egoutter le poisson. Le passer au tamis ou l'écraser finement.
- Faire réduire la cuisson. Y réchauffer le poisson et les légumes. Rectifier l'assaisonnement. Saupoudrer de cerfeuil haché.

* Remplacer éventuellement par une tablette de bouillon.

J.-C. B. — *Et une blanquette de veau aux choux-fleurs :*

La blanquette de veau aux choux-fleurs

Pour 4 ou 5 personnes :

700 g de gros cubes d'épaule, 700 g de gros cubes de tendron, 300 g de gros cubes de haut de côtes, 2 choux-fleurs moyens bien blancs et bien serrés, 400 g de champignons (champignons de Paris ou trompettes-des-morts), 200 g d'oignons rouges, 1/2 l de bouillon de volaille, 2 cuillerées à café de crème fraîche, 10 à 20 g de beurre, 1 carotte, 1 gousse d'ail, persil, thym, laurier, sel, poivre, estragon, jus de citron.

- Faire cuire les cubes de veau à l'étouffée avec la carotte émincée, les oignons rouges, les queues de champignons, le bouquet garni, les tiges des choux-fleurs, le jus d'un citron et le bouillon de volaille.
- Retirer la viande. Faire cuire les choux-fleurs à la vapeur de ce milieu de cuisson. Passer la moitié au tamis, garder l'autre croquante.
- Faire blanchir les feuilles des choux-fleurs et les couper en julienne.
- Faire réduire le jus de cuisson. Lier avec la purée de choux-fleurs, 2 cuillerées à café de crème fraîche, 1 filet de citron. Faire cuire les champignons de Paris dans cette sauce après les avoir émincés. S'il s'agit de trompettes-des-morts, les ébouillanter 3 minutes et ensuite les faire infuser dans la sauce.
- Au dernier moment, dresser la viande sur un plat avec les bouquets croquants de choux-fleurs. Napper de sauce dans laquelle on a ajouté la julienne de feuilles de choux, quelques feuilles d'estragon frais et 10 à 20 g de beurre. Donner un tour de moulin à poivre.

J.-C. B. — *Daniel Raymond, chef du restaurant* Le Borvo, *nous propose un sauté d'agneau au cidre :*

Le sauté d'agneau au cidre

Pour 4 personnes :

900 g d'épaule d'agneau, 2 cuillerées à soupe d'huile, 1 l de cidre, 2 échalotes, 2 gousses d'ail, 1 cuillerée à soupe d'arrow-root, 2 carottes, sel et poivre.

- Faire sauter les morceaux d'épaule jusqu'à ce qu'ils soient bien colorés et qu'ils aient rendu un maximum de gras. Egoutter.
- Mettre dans une sauteuse avec 1 litre de cidre, 2 échalotes, 2 gousses d'ail et 2 carottes. Assaisonner légèrement. Faire cuire 20 à 25 minutes.
- Retirer les morceaux de viande. Ajouter au jus un peu d'arrow-root. Réchauffer les morceaux d'agneau dans la sauce.
- Servir accompagn. de petits navets coupés en gros bâtonnets et pochés 2 minutes.

J.-C. B. — *Alain Dutournier, chef du* Trou gascon, *a mis au point une fricassée de lièvre...*

La fricassée de lièvre

Pour 6 personnes :

1 lièvre non faisandé, 100 g de jambon séché, 100 g d'échalote, 1 tête d'ail, 300 g de champignons de Paris, 500 g de carottes, 1 l à 1,5 l de vin blanc, 1 oignon, 1 bouquet garni, le jus d'un citron, persil, basilic ou estragon frais, 2 ou 3 carrés de chocolat amer, sel, poivre noir, noix de muscade, 1/2 boule de céleri.

- Débiter le lièvre. Couper le jambon en dés. Ciseler échalotes, oignons, ail, persil et 150 g de carottes.
- Faire chauffer le vin blanc jusqu'à ébullition.
- Faire « suer » le jambon à sec. Y faire dorer le lièvre. Ajouter tout ce que l'on a ciselé. Faire revenir. Egoutter. Mouiller avec le vin blanc bouilli.
- Ajouter le bouquet garni et 100 g de champignons.
- Faire cuire doucement a couvert pendant 2 heures.
- Retirer et égoutter la viande. Retirer le bouquet garni. Passer le jus au mixer. On obtient une sauce onctueuse et mousseuse liée par les légumes.
- Remettre la viande dans la cocotte. Ajouter le restant des carottes coupées en fines rondelles et le céleri préalablement blanchi et coupé en gros dés. Ajouter les champignons émincés en fin de cuisson. Rectifier l'assaisonnement. Lier avec deux ou trois carrés de chocolat amer.
- Ajouter au dernier moment les fines herbes ciselées et la noix de muscade râpée.
- Au moment de servir, ajouter un jus de citron pour raviver les goûts.

J.-C. B. — *Le chef Antoine Peres du restautant* Chez Ribe *propose le pot au feu de la mer :*

Pour 2 personnes :

- Prendre un récipient assez grand contenant de l'eau avec un bouquet garni (thym, laurier, céleri, vert de poireau), un oignon piqué d'un clou de girofle, 2 gousses d'ail écrasées.
- Laisser cuire ce bouillon une vingtaine de minutes pour qu'il s'imprègne des aromates. Gros sel et poivre en grain.
- Plonger ensuite dans cette eau bouillante 4 carottes moyennes, 4 petits navets nouveaux, du céleri-branche, et après 45 minutes de cuisson, plonger : 4 petits poireaux et une petite courgette coupée en 4.

- Laisser encore cuire 1/4 d'heure.
- Plonger ensuite le poisson de son choix, ou plusieurs poissons selon le goût (filet de sole, lotte, saumon frais, coquilles Saint-Jacques, turbot, barbue, etc.) à petit bouillon dans la préparation précédente.
- Servir dans des assiettes creuses parsemées de pluches de cerfeuil ou de persil.

FRUITS ET LEGUMES : CHOISISSEZ LES BONS !

J.-C. B. — *Vous avez constaté à travers les explications du docteur Creff que les aliments trop riches en glucides font grossir. Or, il est difficile de connaître la teneur en glucide des fruits et légumes à moins de chercher dans une grosse encyclopédie.*

Désormais à l'aide de la classification ci-dessous, vous pourrez faire votre marché et toute connaissance e cause.

1 — LES LÉGUMES

La plupart des légumes sont à faible teneur en glucide (3 à 6 %) Mais il existe des exceptions très importantes Les voici ·

— pommes de terre (20 %) ;

— petits pois, haricots frais (ne pas confondre avec les haricots verts, qui eux sont sans danger pour votre ligne), fèves : (18 à 20 % de glucides pour ces trois légumes).

Ils ont donc le même pourcentage de glucide (qui vont remplir vos cellules à graisse les adipocytes).

2 — LES FRUITS

a) *Les fruits autorisés une fois par jour :*

Quelle que soit la phase de votre régime (amaigrissement, stabilisation, retour à la normale) : citrons, fraises, framboises, groseilles, melons, pamplemousses, pastèques.

Ils contiennent de 6 à 10 % de glucides.

b) *Les fruits autorisés deux fois par semaine :*

Ananas, abricots, brugnons, clémentines, mandarines, oranges, pommes, poires, prunes, pêches.

Ils contiennent de 10 à 15 % de glucides.

c) *Les fruits à éviter :*

Bananes, raisins, figues.

Ils contiennent 20 % de glucides, autant que les pommes de terre !

d) *Les fruits interdits :*

Quelle que soit la période de votre régime : les fruits secs (65 % à 75 % de glucides !), les marrons et les châtaignes (40 % de glucides !) et les avocats (20 % de lipides !).

LES HUILES : TOUTES AUSSI GRASSES !

Jean-Claude Bourret. — *Certains imaginent que certaines huiles sont moins grasses que d'autres...*

Docteur Creff. — Les huiles ont des propriétés nutritionnelles différentes. Mais côté danger pour la ligne, *toutes les huiles sont aussi grasses !*

Elles contiennent 99,9 % de lipides, que ce soit l'huile d'olive, d'arachide, de soja, de maïs, de noix, de pépin de raisin, de tournesol, de colza, etc.

Il faut donc impérativement que vous limitiez au maximum votre consommation d'huile.

J.-C. B. — *Mais pas l'huile de paraffine.*

Dr. C. — Evidemment non, car sinon elle ne serait pas autorisée à volonté.

J.-C. B. — *Et les margarines ?*

Dr. C. — Elles sont aussi grasses que le beurre, mais certaines d'entr'elles ne contiennent pas de vitamine A contrairement au beurre.

LE CALENDRIER DES LEGUMES

Artichauts : mars à septembre

Asperges : avril à juin

Aubergines : août à octobre

Batavia : juillet à octobre *

Bettes : août à février

Betteraves : décembre à mars

Brocolis : janvier à mars

Cardons : août à février

Carottes : toute l'année

Céleri en branches : décembre à juin

Céleri-rave : octobre à mars

Choux : novembre à mars

Chou-fleur : février à septembre

Chicorée : février à septembre

Chicorée : octobre à février

Citrouilles : novembre à mars

Concombres : mai à octobre

Courgettes : juin à septembre

Crosnes : novembre à février

Endives : novembre à mars

Epinards : novembre à février

Fenouil : novembre à mai

Haricots verts : juin à octobre

Haricots mange-tout : juin à octobre

Laitue : mars à novembre

Mâche : janvier à mars

Navets : novembre à janvier et de avril à juillet

Oseille : avril et mai

Poivrons : juin à octobre

Poireaux : toute l'année

Radis : avril à juillet

Romaine : juin et juillet

Salsifis : novembre à mars

Scarole : septembre à janvier

Tomates : mai à octobre

* Ce calendrier ne tient pas compte d'éventuelles variations régionales, ni du détail de toutes les variétés.

FINES HERBES ET AROMATES

Vous pouvez parfumer vos plats et vos sauces spéciales (dont la recette vous a été précédemment donnée) par quantité de fines herbes et aromates. En cas de défaut de votre imagination en voici une liste, non limitative :

Vous pouvez parfumer vos plats et vos sauces spéciales (dont la recette vous a été précédemment donnée) par quantité de fines herbes et aromates. En cas de défaut de votre imagination en voici une liste, non limitative :

— Le *persil* commun à tige mince et feuilles plates est plus parfumé que le persil frisé. Le persil s'associe avec toutes les autres fines herbes.

— Le *cerfeuil* au parfum volatil se hache le plus tard possible avant le service. A éviter avec grillades et viandes rouges. L'employer de préférence seul ou avec du persil.

— L'*estragon* a un parfum très pénétrant et ne doit être utilisé qu'avec modération.

— La *menthe* fraîche, moins employée, relève agréablement des crudités (laitue, tomates, concombres), du mouton grillé ou rôti et des sauces au yaourt.

— Même remarque pour le *basilic*.

— La *sarriette* peut s'employer fraîche ou séchée sur des grillades ou avec des poissons pochés.

— La plupart des fines herbes sont disponibles toute l'année conservées dans l'huile (Herborettes). Le parfum est prononcé et il faut très peu du mélange pour relever une préparation. La quantité d'huile ainsi utilisée (faible, au demeurant) doit être prise en considération.

— Les *plantes aromatiques* s'emploient surtout après séchage. On peut les achèter en bouquets ou en petits pots ou les cueillir fraîches et les faire sécher d'une année sur l'autre.

— Le *fenouil* s'utilise classiquement avec le bar et le rouget grillés. Il est aussi très agréable avec des plats à base de tomates, courgettes, aubergines. Il s'agit là des branches et des graines. Si vous utilisez en légumes des bulbes de fenouil, gardez les petites feuilles vertes qui se trouvent à leur base et utilisez-les fraîches. Elles rappellent l'*aneth* des recettes scandinaves (lequel n'est d'ailleurs qu'une sorte de fenouil).

— Le *thym* est universel, en ce sens qu'il s'accorde pratiquement avec tous les types de denrées. On peut l'employer en branches ou effeuillé.

— L'*origan* ou marjolaine rappelle le thym en plus parfumé. Il a les mêmes utilisations.

— Le *laurier* doit être employé avec discrétion ; dans le cas contraire, il laisse un arrière-goût amer. Le bouquet garni comporte quelques brins de thym, une feuille de laurier et du persil.

— Le *romarin* donne une note chaleureuse aux plats un peu fades (quelques branches dans le ventre d'un poulet ou d'un poisson blanc leur confèrent une saveur recherchée). Il est aussi excellent sur les grillades et les braises du barbecue.

— Le *genièvre*, en gros grains noirs accompagne particulièrement bien le romarin. Tous sont des éléments classiques des marinades.

— La *coriandre*, autre plante aromatique dont on utilise les graines séchées, confère une note originale au pot-au-feu et à de nombreuses cuissons à l'eau. Indispensable pour les légumes à la grecque.

— L'*anis*, le *cumin*, le *carvi* servent également à parfumer marinades et eaux de cuisson. A utiliser avec modération.

— Les *bulbes* (à condition de bien les digérer) sont une providence pour la préparation des braisés, des sauces légères

(légères sur le plan matières grasses), des liquides de cuisson et de nombreux rôtis.

En tête, l'*ail,* classique pour la préparation du gigot et du filet de porc et pour parfumer les salades. Si l'on veut éviter le pain des classiques chapons dans certaines salades, on peut frotter d'ail les parois du saladier. A condition de l'utiliser avec discernement l'ail s'assortit à de multiples préparations (légumes à la vapeur, poulet, lapin...).

Il en est de même pour l'*oignon* ou plutôt les oignons, car ils sont multiples. Ils s'emploient crus, cuits ou conservés au vinaigre. L'emploi d'un lit d'oignons sous des légumes, un poisson, une viande permet de n'employer que peu ou pas de corps gras lors d'une cuisson au four ou d'un braisé.

— L'*échalote* à la saveur violente doit s'utiliser avec discrétion. Intéressante : la réduction d'échalotes dans du vinaigre qui parfume aussi bien les sauces allégées que les sauces classiques.

— Pour la *ciboule* et la *ciboulette,* on utilise la tige et non le bulbe. A couper aux ciseaux plutôt qu'au hachoir électrique ou mécanique.

— Et puis essayez certaines plantes destinées à la préparation des tisanes, *menthe* et *verveine* notamment, pour la préparation de plats salés. C'est original et très bon.

LES EPICES ET CONDIMENTS

A cette longue liste de fines herbes et aromates, vous pouvez ajouter les épices et condiments que voici :

BON A SAVOIR ·

— Le *clou de girofle*, ne s'utilise pas seulement piqué dans les oignons du pot-au-feu ou du court-bouillon. Il permet de parfumer marinades et cuissons à l'eau ou à la vapeur.

— Le *poivre* revêt plusieurs aspects ·

- poivre noir à petites graines simplement séchées ;
- poivre blanc plus gros, plus parfumé, le plus intéressant dans le moulin ·
- poivre en poudre, souvent décevant et qu'il vaut mieux éviter ;
- poivre concassé ou mignonnette à saupoudrer sur le dessus des rôtis ou grillades (côte de bœuf notamment) ;
- poivre vert, fruits frais surgelés ou stérilisés. Son goût très fin convient particulièrement à des préparations de luxe (son prix aussi).

— La *noix muscade* ne s'accorde qu'avec un petit nombre de préparations et s'emploie à chaque fois en petite quantité : épinards, veau, coquilles Saint-Jacques, poires ou pommes cuites.

— La *cannelle* s'associe très bien avec la noix muscade, toutes deux se mettant en valeur mutuellement.

— Le *paprika* vient du piment de Hongrie. Assez relevé, il convient très bien aux sauces à base de yaourt, fromage blanc, bouillon, jaune d'œuf. Sa couleur est, par ailleurs, agréable à l'œil.

— Le *poivre de Cayenne,* qui provient lui aussi d'un piment, a une saveur brûlante. On l'utilise par pincées et « pointes de couteau ».

— Le *safran,* la plus chère de toutes les épices, s'utilise avec encore plus de parcimonie. Indispensable aux préparations type soupes de poissons. A essayer dans la ratatouille et les sauces qui accompagnent les crustacés.

— Le *gingembre* peut s'utiliser séché ou confit. On le râpe soit avec une râpe spéciale (en vente dans les magasins d'objets exotiques) ou avec le type de râpe utilisé pour la noix muscade. On aime ou on n'aime pas. Mais il faut tenter au moins un essai. Car c'est l'un des meilleurs moyens d' « habiller » une préparation banale. Il permet en outre d'utiliser moins de corps gras, de sel et de sucre. Saveur brûlante : à employer en quantités soigneusement dosées.

— Le *curry* ou *cary* ne s'emploie pas que pour parfumer le riz. Il convient parfaitement à la préparation du poulet, du veau, de la plupart des poissons blancs.

— La *vanille* (en gousse ou en poudre) n'est pas davantage réservée aux seuls desserts et entremets. Elle donne une grande finesse aux sauces et à un grand nombre de purées de légumes.

— A rapprocher : les préparations en sachet pour court-bouillon, les bouillons en cubes ou en tablettes, les « aides culinaires », fonds de sauces en tablette, le Viandox. Ils permettent de gagner du temps pour préparer des milieux de cuisson parfumés et l'on peut toujours les améliorer avec l'une ou l'autre des rendées évoquées dans ce chapitre.

— Parmi les *condiments,* le premier à citer est le sel. Il faut le répéter, la suppression du sel ne fait pas maigrir. Une consommation raisonnable reste donc parfaitement « dans la ligne ». Consommation raisonnable, cela veut dire respecter les proportions de la recette (pas plus qu'un autre assaisonnement, le sel ne doit être un éblouissant du goût) et ne pas resaler à table.

Les *moutardes* accompagnent grillades ou viandes bouillies et servent aussi à préparer des plats au four et des sauces. Les moutardes fortes (moutarde de Dijon, lisse, et moutarde de Meaux où les graines se retrouvent entières) relèvent le goût sans le déformer. Les moutardes dites douces, toutes aromatisées, le modifient toujours un peu. C'est une question de convenance personnelle.

A rapprocher des moutardes, les *assaisonnements* en pot qui en ont l'aspect (type Savora) et les *tomato ketchups* (il en existe différentes sortes plus ou moins relevées). Ils s'utilisent nature ou en accompagnement ou entrent dans des préparations.

Attention, par contre, aux sauces toutes prêtes (mayonnaises, béarnaises et autres) qui conduisent vite à une consommation de corps gras trop importante.

Les *cornichons* et les *câpres,* conserves au vinaigre, accompagnent les premiers plutôt les viandes, les secondes plutôt des poissons. On peut également s'en servir pour préparer des assaisonnements.

DES RECETTES MINCEUR

Docteur A.F. CREFF. — Ces recettes, nous les devons à Mme Léone BERARD qui fut naguère présidente de l'Association des Diététiciennes de langue française et diététicienne-chef de mon service, et qui, par ses avis pertinents et sa grande connaissance de la science de l'alimentation, a beaucoup contribué à la gastronomisation de la diététique.

Potages

Crème de champignons

Pour 4 personnes

500 g de champignons de couche	2 petits oignons
1 petite boîte de champignons « garniture » en conserve	1 œuf
250 g de tomates	20 g de beurre
	1 tablette de bouillon de volaille

persil, cerfeuil, sel, poivre

Préparation : 15 minutes

Cuisson : 35 minutes

- Eplucher, laver, émincer les oignons et les tomates. Oter le pied terreux des champignons. Les couper en lamelles.
- Faire fondre doucement oignons et tomates dans le beurre. Ajouter les champignons. Remuer. Couvrir. Laisse étuver pendant 5 à 10 minutes.
- Mouiller avec un litre de bouillon de volaille reconstituée. Laisser cuire 30 minutes. Passer au mixer. Remettre à chauffer.
- Egoutter les petits champignons. Garder le jus.
- Mettre les petits champignons dans la soupière. Battre l'œuf avec leur jus. Ajouter au potage chaud tout en remuant. Verser sur les petits champignons. Saupoudrer de persil et de cerfeuil hachés.

Si vous avez déjà épuisé vos possibilités quotidiennes en beurre (il y a 5 g par portion dans cette recette), ajoutez dès le départ un peu de bouillon aux tomates et aux oignons émincés. Laissez cuire quelques minutes avant d'ajouter les champignons.

Consommé à l'œuf

Pour 4 personnes

1,250 l de bouillon de pot-au-feu ou 1 l de bouillon en tablette 250 g de viande hachée *	4 œufs + 1 blanc 1 branche de céleri ciboulette, sel, poivre

Préparation : 25 minutes

Cuisson : 50 minutes

- Dans un fait-tout, mettre le bouillon, la viande hachée, le céleri lavé et haché et le blanc d'œuf. Fouetter pour bien mélanger. Laisser cuire 50 minutes environ.

- Préparer les œufs pochés. En déposer un dans chaque bol ou assiette à potage.

- Passer le bouillon à travers une passoire fine. Rectifier l'assaisonnement si nécessaire. Verser une louche dans chaque bol ou assiette. Saupoudrer de ciboulette hachée.

- Servir aussitôt.

*** Hachée juste avant l'emploi.**

Soupe indienne

Pour 4 personnes

4 beaux poireaux	2 branches de céleri
2 oignons moyens	2 beaux blancs de poulet
4 carottes moyennes	1 cuillerée à soupe de curry
4 ou ' bouquets de chou-fleur	sel, poivre

Préparation : 15 minutes

Cuisson : 1 heure

- Eplucher et laver les légumes. Emincer oignons et poireaux. Couper menu la branche de céleri. Couper les carottes en bâtonnets et le chou-fleur en mini-bouquets.

- Mettre à cuire oignons, poireaux, carottes et céleri dans 1,5 l d'eau bouillante salée pendant 40 minutes environ. Ajouter les bouquets de chou-fleur. Laisser cuire encore 10 minutes.

- Emincer les blancs de poulet. Les disposer au fond de la soupière.

- Délayer le curry dans un peu de bouillon. Ajouter au restant de la soupe. Verser dans la soupière sur les blancs de poulet.

Po' ceux qui ne peuvent se passer d'une « bonne » soupe ; ou . remplace. un petit plat de légumes.

Consommé à la tomate

Pour 4 personnes

1 l de bouillon de pot-au-feu	3 oignons moyens
ou 1 l de bouillon en tablette	2 gousses d'ail
1 kg de tomates mûres	1 cuillerée d'huile d'olive

sel, poivre, thym, romarin, persil

Préparation : 15 minutes

Cuisson : 40 minutes

- Laver, peler, épépiner les tomates, les couper en quatre. Eplucher, laver, émincer les oignons. Eplucher et écraser l'ail.

- Faire fondre les oignons et les tomates dans l'huile d'olive. Ajouter l'air écrasé, le thym et le romarin émiettés. Laisser cuire une vingtaine de minutes à feu doux. L'ensemble doit avoir la consistance d'un coulis.

- Verser le bouillon par-dessus. Laisser reprendre l'ébullition. Laisser cuire encore 15 minutes environ.

- Passer. Saler. Poivrer. Laisser refroidir.

- Servir très froid, saupoudré de persil haché.

1/4 de cuillerée à soupe d'huile par personne : ce n'est pas beaucoup. Mais cela compte. Surtout quand on ne doit pas dépasser 1 cuillerée au total dans la journée.

Soupe à la citrouille

Pour 4 personnes

1,5 kg de potiron	2 pommes de terre
0,75 l de lait demi-écrémé	moyennes

persil, noix muscade, sel, poivre

Préparation : 10 minutes

- Eplucher et égréner le potiron. Le couper en cubes. Eplucher et laver les pommes de terre. Les couper en morceaux.
- Mettre dans une casserole en recouvrant juste d'eau. Laisser cuire à petit feu pendant 20 minutes.
- Passer au mixer. Ajouter un peu de noix muscade râpée. Verser dans la soupière. Saupoudrer de persil haché.

50 g de pommes de terre par portion, cela rend le potage plus onctueux. Mais, surtout si votre régime est très strict, n'oubliez pas que vous les avez consommés !

Entrées

Petites tomates fourrées

8 petites tomates bien rondes et bien fermes	1 cuillerée à soupe de moutarde forte
200 g de thon au naturel (ou reste de poisson)	3 cuillerées à soupe de fromage blanc à 0 % de m. g.

2 jaunes d'œufs durs
persil, estragon, sel, poivre, paprika

Préparation : 20 minutes

- Retirer un petit chapeau à chaque tomate. Creuser doucement avec une cuiller pour retirer une partie de la chair *. Saler l'intérieur des tomates.
- Mélanger fromage blanc et moutarde. Ajouter les jaunes d'œufs durs et le thon divisé en petits morceaux. Passer au mixer pour obtenir une purée onctueuse. Saler, poivrer. Ajouter une bonne pincée de paprika, du persil et de l'estragon haché.
- Retourner les tomates sur du papier absorbant pour leur faire perdre leur eau.
- Remplir avec la préparation précédente.
- Servir bien frais.

* Vous l'utiliserez pour un potage ou une sauce.

Le jaune d'œuf dur permet de lier cette farce froide. Une idée à retenir pour préparer des sauces au yaourt ou au fromage blanc.

Huîtres pochées au champagne

Pour 4 personnes

24 huîtres creuses	1/2 bouteille de champagne brut
4 jaunes d'œufs	poivre en grains

Préparation : 25 minutes

Cuisson : 5 minutes au total

- Ouvrir et décoquiller les huîtres. Conserver l'eau et la filtrer.
- Laver soigneusement les coquilles. Les sécher. Les disposer dans un plat à four.
- Faire pocher les huîtres 1 minute environ dans le champagne. Egoutter. Remettre dans les coquilles.
- Mettre les jaunes d'œufs dans un saladier. Ajouter l'eau des huîtres et le même volume de champagne. Poivrer. Fouetter jusqu'à ce que le mélange devienne mousseux.
- Recouvrir les huîtres avec cette préparation. Faire dorer quelques minutes à four chaud.

Cette préparation un peu particulière — jaunes d'œufs battus dans un liquide froid — s'appelle un « sabayon ». C'est onctueux, moelleux et pas gras (si le liquide ne l'est pas).

Champignons à la grecque

Pour 4 personnes

1 citron	1/2 verre de vin blanc sec
300 g de champignons de couche (de petite taille)	2 cuillerées à soupe d'huile d'olive
	12 grains de poivre
100 g de petits oignons blancs	12 grains de coriandre

bouquet garni, sel

Préparation : 10 minutes

Cuisson : 20 minutes

- Eplucher et laver les petits oignons.
- Mettre le poivre, la coriandre, le bouquet garni, le vin blanc et 2 verres d'eau dans une casserole. Porter à ébullition. Ajouter les petits oignons.
- Oter le pied sableux des champignons. Laver rapidement. Les mettre aussi dans la casserole. Ajouter le jus de citron, l'huile d'olive et un peu de sel. Couvrir. Laisser cuire doucement pendant 10 minutes.
- Oter le bouquet garni. Verser la préparation dans un petit saladier. Laisser refroidir.

VARIANTES

On peut préparer de la même façon :
— des mini-artichauts,
— des morceaux de bulbes de fenouils,
— des blancs de petits poireaux,
— des petits oignons,
— des morceaux de courgettes,
— des petits bouquets de chou-fleur,
— des moules décoquillées.

Au départ, il y a 2 cuillerées à soupe d'huile d'olive pour 4 personnes. Mais l'huile ne fait pas toute la sauce. Et rien ne vous oblige, vous, à arrosez largement ces petits légumes lorsque vous vous servez.

Fonds d'artichauts aux crevettes

Pour 4 personnes

5 gros artichauts	1 citron
200 g de crevettes décortiquées	2 brins de ciboulette
4 crevettes roses	persil, cerfeuil, sel, poivre

mayonnaise minceur (*voir p. 245*)

Préparation : 25 minutes

Cuisson : 30 minutes (quelques heures à l'avance)

- Couper les queues des artichauts. Oter les feuilles les plus dures. Laver. Laisser cuire 30 minutes à l'eau bouillante salée. Laisser refroidir.

- Mettre les crevettes à mariner dans le jus de citron avec du sel et du poivre.

- Retirer les feuilles et le foin des artichauts. Racler au maximum Passer à la moulinette la chair restant sur les feuilles. Ajouter le fond du 5ᵉ artichaut. Passer à la moulinette. Mélanger avec les 2/3 de la mayonnaise. Répartir sur les 4 fonds d'artichauts.

- Egoutter les crevettes. Les disposer sur la purée d'artichauts.

- Ajouter les fines herbes à la mayonnaise restante. En recouvrir les crevettes. Décorer le dessus avec une crevette rose.

1 fond d'artichaut aux crevettes, c'est une entrée ; 2 fonds d'artichauts suivis d'un yaourt et d'un fruit, c'est un repas rapide, original et sans problèmes.

Cocktail de moules

Pour 4 personnes

1 litre de moules	1 pied de céleri-rave
2 œufs	1 citron
2 tomates bien fermes	4 feuilles de laitue

sel, poivre, bouquet garni
sauce tartare (*voir recette, p. 246*)

Préparation : 30 minutes

Cuisson : 25 minutes au total

- Nettoyer les moules. Les faire ouvrir dans une sauteuse avec de l'eau, du sel, du poivre et le bouquet garni pendant une dizaine de minutes. Laisser refroidir.

- Faire durcir les œufs.

- Laver les tomates. Les couper en huit. Laver et sécher les feuilles de laitue.

- Eplucher, laver et râper le pied de céleri. Le recouvrir de jus de citron.

- Décoquiller les moules.

- Dans des coupes individuelles, disposer les feuilles de laitue. Répartir le céleri par-dessus, puis les moules. Napper de sauce. Décorer avec des quartiers d'œufs durs et des morceaux de tomates.

Salades

Laitue à la ciboulette

Pour 4 personnes

2 petites laitues bien tendres
1 pot de yaourt nature
1 cuillerée à soupe de jus de citron
1 cuillerée à café d'huile d'olive
3 ou 4 brins de ciboulette
sel, poivre

Préparation : 10 minutes

- Eplucher, laver, essorer la laitue.

- Dissoudre le sel et le poivre dans le jus de citron. Ajouter l'huile d'olive puis peu à peu, le yaourt.

- Disposer la salade dans un saladier. Verser la sauce. Remuer. Saupoudrer de ciboulette hachée. Remuer à nouveau.

- Servir aussitôt.

Si votre régime est très strict supprimez la cuillerée d'huile d'olive.

Salade de chou-fleur cru

Pour 4 personnes

1 petit chou-fleur bien serré	1,5 cuillerée à soupe de jus de citron
3 ou 4 branches de cresson	1 cuillerée à café de moutarde
2 cuillerées à soupe d'huile d'olive*	sel, poivre

Préparation : 10 minutes (3/4 d'heure à l'avance)

- Eplucher le chou-fleur. Le diviser en petits bouquets en éliminant les plus grosses côtes. Laver très soigneusement à l'eau courante. Sécher sur du papier absorbant.

- Délayer la moutarde avec le jus de citron. Ajouter un peu de sel, du poivre moulu et l'huile.

- Verser sur les bouquets de chou-fleur. Remuer pour bien répartir la sauce. Laisser reposer 45 à 60 minutes.

- Laver et sécher le cresson. Présenter le chou-fleur en ravier sur les feuilles de cresson.

* Ou mélange, moitié huile d'olive, moitié huile de paraffine.

Salade multicolore

Pour 4 personnes

4 cœurs de laitue	quelques feuilles de chicorée amère
2 carottes moyennes	2 branches tendres de céleri
1/2 concombre	

vinaigrette au yaourt

Préparation : 20 minutes

- Laver le concombre. Couper en tranches minces sans l'éplucher. Saupoudrer de sel fin. Laisser dégorger pendant 30 minutes. Essuyer.
- Laver les feuilles de laitue et de chicorée. Essorer. Couper en chiffonnade les feuilles de chicorée.
- Nettoyer, laver, hacher les branches de céleri.
- Eplucher, laver, râper les carottes.
- Disposer dans un plat creux en faisant alterner couleurs et formes. Arroser de vinaigrette. Servir ainsi sans remuer.

VARIANTES

Elles sont innombrables, puisque vous pouvez utiliser des petits bouquets de chou-fleur, de la betterave, du radis noir ou rose, du céleri-rave, des champignons de Paris, de la scarole, des tomates, etc.

Le principe est simplement de disposer des légumes de couleurs différentes (vert, blanc, rose ou rouge) présentés également de façons différentes (râpés, en tranches, en lanières, en cubes, en feuilles, etc.).

Une crudité avantageuse qui vous dispense de manger un fruit au même repas.

Salade de chou blanc au jambon

Pour 4 personnes

2 tranches de jambon maigre | 1 œuf dur
1 petit chou blanc | persil
vinaigrette

Préparation : 15 minutes

- Eplucher, laver et râper le chou blanc.
- Couper le jambon en lanières fines.
- Disposer dans un saladier. Recouvrir de persil haché et d'œuf dur râpé en mimosa.
- Arroser de vinaigrette.

VARIANTES

Vous pouvez jouer les couleurs inverses et préparer du chou rouge râpé au blanc de poulet.

Une salade que nos habitudes mettent plutôt au début du repas. Un exemple aussi de toutes les possibilités offertes par le chou lorsqu'on le digère bien et qu'on **n'en abuse pas.**

Salade de poisson

Pour 4 personnes

250 g de restes de poisson (poids net)
1 petite botte de cresson
2 œufs durs
2 ou 3 branches de céleri
mayonnaise mousseline
ou vinaigrette au jus de citron

Préparation : 20 minutes

- Eplucher et laver très soigneusement le cresson. Egoutter.
- Oter les parties dures des côtes de céleri. Couper en tout petits morceaux.
- Eplucher les œufs durs et les couper en quartiers.
- Diviser le poisson en petits morceaux.
- Disposer le cresson dans le fond du saladier. Poser par-dessus les morceaux de céleri et de poisson. Décorer avec les œufs durs. Arroser de sauce.

VARIANTES

Vous pouvez aussi préparer cette salade avec du poisson en conserve au naturel.

Doublez les proportions et vous aurez un plat qui peut être le centre du repas.

Salade de bœuf à la provençale

Pour 4 personnes

200 g (poids net) de restes de pot-au-feu	1 bulbe de fenouil
4 tomates moyennes	1 petit poivron vert
	1 gousse d'ail

vinaigrette

Préparation : 15 minutes

- Détailler la viande de pot-au-feu en petits cubes.
- Oter les parties dures du fenouil. Couper en petits morceaux.
- Eplucher et laver les tomates. Les couper en quartiers.
- Laver le poivron. Oter les pépins. Couper en lanières
- Disposer dans un saladier. Saupoudrer d'ail haché. Arroser de vinaigrette. Bien mélanger.

VARIANTES

Vous pouvez aussi préparer un reste de pot-au-feu avec :

— des œufs durs, des tomates et une vinaigrette aux câpres ou une sauce gribiche ;

— de la laitue, du céleri, une pomme fruit et une vinaigrette au yaourt ;

— du radis noir, des carottes râpées et une vinaigrette aux herbes.

Si vous faites suivre ce plat d'un dessert aux œufs et au lait, vous aurez un repas-pyjama (deux pièces) parfaitement équilibré.

Salade de poulet aux légumes

Pour 4 personnes

200 g (poids net) de restes de poulet	200 g environ de haricots verts cuits
2 œufs durs	1 oignon moyen

1 petite betterave rouge cuite
vinaigrette aux herbes

Préparation : 10 minutes

- Couper le poulet en minces lamelles.
- Eplucher les œufs durs et les couper en quartiers.
- Eplucher la betterave et la couper en petits cubes.
- Eplucher l'oignon, le couper en tranches.
- Dans un saladier disposer les haricots verts et les petits cubes de betterave. Poser les lamelles de poulet par-dessus. Décorer avec des quartiers d'œufs durs. Sur le dessus défaire en anneaux les rondelles d'oignon.
- Arroser de vinaigrette. Servir aussitôt.

VARIANTES

En fait, vous pouvez ajouter des restes de poulet à n'importe quel type de salade. Et si le modèle de celle-ci vous plaît, vous pouvez remplacer le poulet par un reste de veau froid, du jambon, du thon au naturel ou des restes de poisson.

Omelettes

Œufs cocotte aux champignons

Pour 4 personnes

4 œufs	1/2 citron
150 g de champignons de couche	20 g de beurre ou de margarine

persil, sel, poivre

Préparation : 15 minutes

Cuisson : 25 minutes

- Couper le pied terreux des champignons. Essuyer ceux-ci. Les arroser de jus de citron.

- Faire étuver pendant 10 minutes dans le corps gras. Hacher, saler, poivrer. Ajouter un peu de persil haché. Répartir au fond de petits ramequins.

- Casser un œuf dans chaque ramequin. Faire cuire au bain-marie au four pendant 10 minutes. Saler le dessus des œufs. Saupoudrer à volonté de persil haché.

Dans un régime très strict, ou si l'on préfère réserver le corps gras à une autre préparation, faire étuver les champignons dans un peu de bouillon citronné.

Œufs cocotte aux pointes d'asperges

Pour 4 personnes

4 œufs 200 g de pointes d'asperges * ou de mini-asperges	4 cuillerées à café de crème fraîche sel, poivre

Préparation : 10 minutes

Cuisson : 10 minutes

- Saler, poivrer la crème.
- Répartir les pointes d'asperges au fond de 4 ramequins Verser par-dessus 1 cuillerée à café de crème épicée. Casser un œuf sur l'ensemble.
- Mettre à cuire au bain-marie au four pendant 10 minutes.
- Saler, poivrer. Servir aussitôt.

* Restant d'une préparation précédente ou en conserve.

1 seule cuillerée à café de crème fraîche par personne, c'est véniel... si elle ne se renouvelle pas plusieurs fois au cours de la journée.

Omelette au crabe

Pour 4 personnes

6 œufs	20 g de beurre ou de margarine
1 petite boîte de crabe	1/2 cuillerée à café de curry
3 ou 4 brins de ciboulette	sel, poivre

Préparation : 20 minutes

Cuisson : 15 minutes au total

- Egoutter le crabe. L'émietter en retirant au fur et à mesure les cartilages.
- Faire fondre doucement le corps gras dans une poêle à revêtement antiadhésif. Y verser le crabe. Saler, poivrer. Chauffer lentement. Ajouter le curry et la ciboulette hachée. Verser dans un plat. Tenir au chaud.
- Battre les œufs à la fourchette. Saler, poivrer. Verser dans la poêle où a déjà cuit le crabe et qui reste suffisamment graissée.
- Lorsque le bord commence à sécher et à faire des bulles, ramener vers le centre avec une spatule ou une cuiller en bois, tout en remuant la poêle avec l'autre main.
- Quand l'omelette est cuite (encore crémeuse en son milieu), retirer du feu. Verser le crabe au centre. Replier. Faire glisser sur un plat.

VARIANTES

Vous pouvez préparer de la même façon des omelettes fourrées aux oignons, aux champignons, à la ratatouille, aux crevettes, aux rognons, aux foies de volaille, aux moules.

Elle est relativement grasse (pour la ligne) cette omelette. Mais œufs et crabe sont moins gras que le bœuf.
Au total, ce plat a la valeur nutritive d'une grillade. Et cela change !

Omelette aux girolles

Pour 4 personnes

6 œufs	25 g de beurre ou de margarine
250 g de girolles	2 ou 3 brins de ciboulette

sel, poivre

Préparation : 15 minutes

Cuisson : 15 minutes au total

- Nettoyer les girolles. Les couper en morceaux. Faire étuver doucement à la poêle dans le corps gras pendant une dizaine de minutes.

- Battre les œufs en omelette. Saler. Poivrer. Ajouter la ciboulette hachée et les girolles étuvées. Mélanger.

- Reverser le tout dans la poêle chaude. Laisser cuire sans cesser de remuer la poêle pour que l'omelette n'attache pas. Plier en deux et servir aussitôt.

En cas de régime très strict, faites étuver les girolles dans une poêle, couvertes avec 1 ou 2 cuillerées à soupe de bouillon.

Viandes et Gibiers

Noisettes de veau à l'orange

Pour 4 personnes

4 noisettes (morceaux de filet mignon) de 125 g environ	1 oignon moyen
3 oranges	1 verre de bouillon *
1 citron	1 cuillerée à soupe d'huile d'olive
	basilic, sel, poivre

Préparation : 10 minutes + marinade = 2 heures

Cuisson : 25 minutes

- Presser le jus du citron et celui d'une des oranges. Saler, poivrer. Ajouter le basilic coupé aux ciseaux. Mettre les noisettes de veau à mariner dans ce mélange pendant 2 heures.

- Au bout de ce temps, retirer les noisettes de la marinade. Les sécher sur un papier absorbant. Les faire dorer des deux côtés dans l'huile d'olive. Ajouter la marinade passée au chinois. Couvrir. Laisser mijoter 20 minutes.

- A mi-cuisson, ajouter les tranches des deux oranges restantes bien épluchées et 1 cuillerée à café de zeste d'orange haché. Mouiller si nécessaire avec un peu de bouillon.

- Disposer les noisettes sur un plat. Entourer avec les oranges. rectifier l'assaisonnement de la sauce si nécessaire. Passer et verser sur la viande.

*** Eventuellement préparé avec une tablette.**

Pas de fruit à ce même repas : il est déjà mangé.

Rôti de veau à la cannelle

Pour 4 à 6 personnes

1,250 kg de noix de veau	1/2 verre de rhum
2 petits oignons	1 sachet de caramel liquide
1 orange	1 cuillerée à café de cannelle
1 citron	1 cuillerée à soupe d'huile

se' poivre

Préparation : 25 minutes

Cuisson : 1 h 30

- Saupoudrer la viande avec la moitié de la cannelle et du poivre fraîchement moulu. Arroser avec la moitié du rhum. Laisser macérer au frais pendant une dizaine d'heures (la veille au soir pour le repas de midi, ou le matin pour le repas du soir).

- Egoutter sur un papier absorbant. Eplucher, laver et émincer les oignons. Les faire fondre dans l'huile. Faire dorer le veau sur toutes ses faces. Flamber avec le rhum restant. Saler, poivrer. Couvrir et laisser cuire à feu doux pendant 1 heure environ.

- Presser l'orange et le citron. Saler et poivrer le mélange des deux jus. Ajouter le restant de la cannelle et le sachet de caramel.

- Verser le mélange sur le veau. Laisser cuire encore une demi-heure.

- Servir le veau coupé en tranches, avec la sauce passée à part.

Sur le plan de l'apport calorique, le caramel liquide tout prêt est beaucoup plus avantageux que celui que vous feriez vous-même. La sauce contient 2 à 3 g de sucre par personne.

Epaule d'agneau farcie aux épinards

Pour 6 personnes

1 kg d'épaule désossée	1 petite tasse de lait demi-écrémé
600 g d'épinards surgelés	1 œuf
1 petite tasse de mie de pain rassis	sel, poivre, noix muscade

Préparation : 30 minutes

Cuisson : 45 minutes

- Mettre la mie de pain à tremper dans le lait.
- Faire cuire les épinards comme indiqué sur le mode d'emploi. Bien les égoutter.
- Presser le pain trempé pour en exprimer l'excès de liquide.
- Mélanger les épinards, le pain, l'œuf. Bien mélanger. Saler, poivrer. Râper un peu de noix muscade. Déposer cette farce sur la face interne de l'épaule désossée et dégraissée au maximum. Rouler soigneusement. Ficeler. Badigeonner d'huile. Saler et poivrer la surface. Poser sur une feuille d'aluminium ménager pliée en U. Disposer dans un plat à four.
- Faire cuire à four assez chaud pendant 45 minutes. Bien égoutter. Servir chaud ou froid. La présentation est meilleure dans le second cas. Accompagner alors d'une crème d'ail ou d'une sauce mousseline froide.

Ne gardez pas le jus de cuisson : il est surtout constitué de la graisse que vous n'avez pu retirer.

Grillades d'agneau à la menthe

Pour 4 personnes

4 tranches de gigot de 125 à 150 g	2 cuillerées à soupe de vinaigre
1 petit bouquet de menthe fraîche	1 cuillerée à café d'huile
1 cuillerée à soupe de cassonade	sel, poivre

Préparation : 10 minutes

Cuisson : 10 minutes

- Mettre dans une casserole la cassonade, 2 verres d'eau, le vinaigre, du sel et du poivre. Porter à ébullition et laisser réduire d'un bon tiers. Ajouter les feuilles de menthe grossièrement hachées. Mélanger. Retirer du feu.

- Mélanger l'huile et une cuillerée à soupe de la sauce à la menthe. En badigeonner les tranches de viande.

- Mettre à griller pendant une dizaine de minutes en retournant à mi-cuisson.

- Pendant ce temps, passer la sauce au chinois. La tenir au chaud.

- Dresser les grillades sur un plat et servir la sauce à part.

L'ajout de sauce liquide, mais adhérant bien à la viande permet de n'utiliser que très peu d'huile.

Brochettes d'agneau flambées

Pour 6 personnes

1 épaule d'agneau pas trop grasse
1 botte de petits oignons
3 citrons verts
1 cuillerée à soupe d'huile d'olive
0,100 l de rhum, cognac ou vodka
1 citron, sel, poivre

Préparation : 30 minutes + marinade : 1 heure

Cuisson : 10 minutes

- Couper l'épaule en gros cubes en éliminant le gras au maximum. Mettre les morceaux dans un saladier avec un citron vert coupé en tranches minces, le jus du citron, l'huile, du sel et du poivre. Laisser macérer pendant une heure.

- Eplucher et laver les petits oignons. Les mettre dans une sauteuse. Recouvrir d'eau. Saler. Laisser cuire doucement jusqu'à ce qu'ils deviennent transparents, tout en restant fermes.

- Couper en tranches les citrons verts restants.

- Egoutter les morceaux d'agneau au maximum. Préparer des brochettes : 1 rondelle de citron, 1 morceau d'agneau, 1 petit oignon... en terminant par 1 rondelle de citron.

- Faire cuire au gril ou sur le barbecue pendant 10 minutes en retournant souvent.

- Disposer sur un plat chaud et supportant la chaleur. Arroser avec le rhum (ou l'alcool choisi). Flamber. Servir aussitôt.

L'emploi d'une marinade permet très souvent d'utiliser beaucoup moins de corps gras lors de la préparation finale

Brochettes d'agneau au basilic

Pour 4 personnes

800 g (sans os) d'épaule d'agneau	2 branches de basilic
8 petites tomates	2 branche de thym
4 champignons de couche moyens	1 cuillerée à soupe d'huile

sel, poivre

Préparation : 10 minutes

Cuisson : 15 minutes

- Couper la viande en gros cubes en éliminant le gras au maximum.

- Laver et essuyer les tomates. Oter le pied sableux des champignons. Essuyer ces derniers. Séparer soigneusement chapeaux et pieds.

- Préparer des brochettes : 1 pied de champignon, 1 morceau de viande, 1 tomate, 1 morceau de viande, 1 chapeau de champignon, 1 morceau de viande, 1 tomate. Badigeonner d'huile. Rouler dans un mélange de basilic coupé aux ciseaux et de thym effeuillé. Saler et poivrer.

- Faire griller sur un gril bien chaud ou un barbecue pendant 15 minutes en retournant plusieurs fois.

La présentation sous forme de brochettes a un avantage : la graisse de constitution fond mieux puisque la viande est plus divisée et elle s'égoutte également mieux.

Rôti de porc à la provençale

Pour 4 à 6 personnes

1,200 kg de filet de porc	2 gousses d'ail
4 tomates	1 cuillerée à soupe d'huile d'olive
2 poivrons verts moyens	1 branche de thym
3 oignons moyens	sel, poivre
2 bulbes moyens de fenouils	

Préparation : 20 minutes

Cuisson : 1 h 15

- Eplucher et laver les légumes. Couper les tomates en quartiers, les poivrons épépinés en rondelles fines, les fenouils en fines tranches et émincer les oignons.

- Disposer ces légumes dans un plat à four à revêtement intérieur antiadhésif. Poser le rôti par-dessus. Saupoudrer d'ail haché, de thym effeuillé, de sel et de poivre moulu. Arroser les légumes avec l'huile d'olive. Couvrir d'aluminium ménager.

- Faire cuire à four moyen pendant 1 h 15. Retirer l'aluminium 15 minutes avant la fin de la cuisson.

La durée de la cuisson est conditionnée non seulement par le poids, mais par le calibre d'un rôti. Préférez un rôti pas trop large. L'aluminium ménager ralentit en effet légèrement la cuisson dans le même temps qu'il protège de la chaleur.

Brochettes de porc à l'ananas

Pour 4 personnes

500 g de filet de porc	1 petit poivron vert
4 tranches d'ananas en boîte	1 cuillerée à soupe d'huile

sel, poivre, paprika

Préparation : 15 minutes + marinade : 3 heures

Cuisson : 15 minutes

- Egoutter les tranches d'ananas. Mettre le jus dans un plat creux avec l'huile, du sel, du poivre moulu et du paprika.

- Couper la viande en morceaux. Mettre à mariner dans le liquide ci-dessus pendant 3 heures.

- Egoutter et composer des brochettes : 1 morceau de poivron, 1 morceau de viande, 1 morceau d'ananas, 1 morceau de viande, 1 morceau de poivron...

- Badigeonner avec un peu de marinade. Faire glisser sur gril bien chaud ou sur un barbecue pendant 15 minutes en tournant souvent.

Accompagnez vos brochettes d'une salade de votre choix. Car le fruit du menu est déjà dans les brochettes — cuit.

Cervelles aux câpres

Pour 4 personnes

4 cervelles d'agneau *	1 citron 1/2
1 carotte	20 g de beurre
1 oignon	2 cuillerées à soupe de câpres
1 verre de vin blanc sec	1 branche, d'estragon

clous de girofle, bouquet garni, sel, poivre

Préparation : 15 minutes

Cuisson : 20 minutes

- Faire dégorger les cervelles pendante une demi-heure dans un saladier d'eau froide additionnée d'une cuillerée à soupe de vinaigre (sauf s'il s'agit de cervelles surgelées).
- Eplucher et laver les légumes. Piquer l'oignon d'un ou deux clous de girofle. Couper la carotte en rondelles.
- Préparer un court-bouillon avec l'oignon, les rondelles de carotte, le bouquet garni, le vin blanc sec, le demi-citron, du sel et quelques grains de poivre. Porter à ébullition. Faire bouillir 5 minutes. Puis laisser frémir.
- Egoutter les cervelles qui ont dégorgé. Oter les membranes qui les entourent. Plonger dans le court-bouillon (les cervelles surgelées s'y plongent directement). Laisser cuire à tout petit feu, sans jamais bouillir, pendant 20 minutes. Ecumer si nécessaire.
- Dans une petite casserole, faire fondre le beurre. Ajouter le jus du citron et un demi-verre de court-bouillon. Fouetter. Hors du feu, ajouter l'estragon haché et les câpres.
- Disposer les cervelles dans un plat. Arroser de sauce aux câpres.

* **Eventuellement surgelées.**

Votre régime est très strict ? Alors, vous avez deux possibilités : ne mettre que 10 g de beurre dans la sauce et ajouter 1 ou 2 cuillerées à soupe de court-bouillon ;
— vous contenter de la sauce qui recouvre la cervelle que vous prenez dans le plat sans plus.

Rôti de foie d'agneau

Pour 4 personnes

600 g de foie d'agneau	1 petite laitue
1 botte de petits oignons	100 g de crépine de porc
6 petits poireaux	20 g de beurre
4 carottes moyennes	sel, poivre concassé

Préparation : 20 minutes

Cuisson : 35 minutes environ au total

- Mettre la crépine à tremper dans de l'eau froide.

- Eplucher et laver les légumes. Couper les carottes en julienne et émincer le blanc des poireaux. Ficeler les feuilles de laitue en quatre petits paquets.

- Faire fondre le beurre dans une cocotte à revêtement antiadhésif. Y faire étuver les blancs de poireaux, les petits oignons, les carottes et les laitues, à feux doux pendant une quinzaine de minutes.

- Saupaudrer le foie de poivre concassé. L'entourer de la crépine. Déposer sur les légumes. Saler. Si nécessaire, ajouter une ou deux cuillerées à soupe d'eau chaude. Couvrir la cocotte. Laisser mijoter pendant 20 minutes environ à feu doux (le foie doit être encore rose).

- Retirer la crépine. Découper le foie en tranches assez épaisses. Servir sur assiettes individuelles entouré des légumes.

Il est possible de ne pas utiliser de corps gras du tout : faites étuver les légumes dans un peu de bouillon de volaille.

Faisan à la ciboulette

Pour 4 personnes

1 faisan (plumé) de 1 kg à 1,200 kg	1 échalote
100 g de fromage blanc à 0 % de m.g.	1 cuillerée à soupe d'huile
1 petit bouquet de ciboulette	1/2 verre de bouillon de volaille
	persil, sel, poivre

- Hacher à part la ciboulette et l'échalote. Mélanger au fromage blanc la moitié de la ciboulette et l'échalote hachée. Saler, poivrer. Bien mélanger. Introduire ce mélange à l'intérieur du faisan.

- Introduire entre chair et peau de petits brins de ciboulette. En mettre également entre les cuisses et le corps. Brider. Badigeonner la surface d'huile. Saler. Poivrer. Disposer dans un plat à four à revêtement antiadhésif. Couvrir d'aluminium ménager.

- Faire cuire à four chaud pendant 45 à 50 minutes, en retirant l'aluminium un quart d'heure avant la fin de la cuisson.

- Retirer le faisan du plat en l'égouttant au maximum. Tenir au chaud.

- Déglacer le fond du plat avec le bouillon chaud. Ajouter le restant de la ciboulette et le persil hachés.

- Découper le faisan et le dresser sur un plat. Ajouter au contenu du plat de cuisson le jus qui a pu couler au cours du découpage.

- Servir ce jus à part en saucière.

- Accompagner de choux de Bruxelles ou de brocolis cuits à l'anglaise.

Ce jus-là n'est pas bien gras (1/4 de cuillerée à soupe d'huile). Servez-vous...

Pigeons aux morilles

Pour 4 personnes

4 pigeons moyens	1 cuillerée à soupe de fine champagne
250 g de morilles fraîches	1 cuillerée à soupe de crème fraîche
0,250 l de bouillon de volaille	sel, poivre
20 g de beurre	
1/2 citron	

Préparation : 15 minutes

Cuisson : 40 minutes

- Flamber les pigeons. Les saler et les poivrer intérieurement et extérieurement. Ficeler.

- Couper le pied terreux des morilles. Les laver soigneusement sous l'eau froide. (Attention ! elles sont souvent très sableuses.) Egoutter et sécher au maximum sur un papier absorbant.

- Faire fondre le beurre dans une cocotte à revêtement anti-adhésif. Y faire dorer les pigeons sur toutes leurs faces. Ajouter les morilles. Saler et poivrer. Arroser de jus de citron. Faire cuire doucement pendant 40 minutes en mouillant régulièrement avec un peu de bouillon. Il ne doit y avoir que très peu de sauce en fin de cuisson.

- Disposer les pigeons sur un plat. Entourer avec les morilles.

- Déglacer la cocotte avec la fine champagne et une ou deux cuillerées de bouillon. Ajouter la crème. Servir à part, en saucière.

Vous l'aviez deviné : vous vous servirez de sauce d'autant plus modestement que vos tendances à reprendre du poids sont plus marquées.

Caneton aux reinettes et au poivre vert

Pour 4 personnes

1 canard (rouennais si possible) de 1,500 kg	1 petit verre de calvados
4 reinettes moyennes	quelques brins de ciboulette
1 verre de cidre	1 cuillerée à soupe d'huile
	1 cuillerée à soupe de poivre vert

sel, poivre

Préparation : 25 minutes

Cuisson : 45 minutes

- Vider et flamber le canard. Saler et poivrer l'intérieur. Brider. Badigeonner d'huile, saler, poivrer. Piquer la peau à la fourchette en quelques endroits pour permettre au jus qui va se former de s'écouler.

- Mettre dans un plat à four à revêtement antiadhésif. Faire cuire à four chaud pendant 30 minutes environ. Egoutter le canard dans le plat. Eliminer le jus. Remettre le canard dans le plat. Ajouter les pommes épluchées, épépinées et coupées en tranches épaisses. Faire cuire entre 15 à 20 minutes. Retirer canard et pommes. Tenir au chaud.

- Déglacer avec le cidre. Ajouter le poivre vert et quelques brins de ciboulette hachés. Laisser mijoter quelques minutes. Flamber au calvados.

- Découper le canard. Le disposer sur un plat et l'entourer des pommes. Passer la sauce. La servir à part en saucière.

Elle n'est pas trop grasse, cette sauce. La majeure partie du jus a été éliminée en cours de préparation. Mais vous avez mangé un fruit : lui, il compte en entier.

Poulet au pastis

Pour 4 à 6 personnes

1 poulet prêt à cuire de 1,500 à 1,800 kg	2 cuillerées à soupe d'huile d'olive
2 têtes d'ail	1/2 cuillerée à café d'apéritif anisé

fenouil, romarin, thym, sel, poivre

Préparation : 25 minutes

Cuisson : 1 h 15

- Effeuiller fenouil, thym et romarin.

- Saler et poivrer l'intérieur du poulet. Introduire une petite quantité des herbes citées. Brider le poulet.

- Verser les herbes restantes sur le fond d'un plat à four à revêtement antiadhésif. Huiler la surface du poulet et déposer celui-ci par-dessus les herbes. L'entourer des gousses d'ail détachées les unes des autres, mais non épluchées. Saler, poivrer. Recouvrir d'aluminium ménager. Mettre à cuire à four moyen pendant 45 minutes.

- Retirer l'ail et ajouter l'apéritif anisé. Couvrir encore d'aluminium ménager. Remettre à cuire pendant 30 minutes. Retirer l'aluminium ménager 10 minutes avant la fin de la cuisson pour que le poulet finisse de dorer.

- Servir découpé accompagné d'une ratatouille.

En réalité, le goût dominant est celui du fenouil, très proche de celui de l'anis, mais plus fin. C'est un moyen de donner du goût au poulet rôti, toujours un peu fade.

Gigot de dinde à la dijonnaise

Pour 4 personnes

4 cuisses de dinde
100 g de fromage à 0 % de m.g.
2 cuillerées à soupe de moutarde forte
1 cuillerée à soupe d'huile
1 cuillerée à café de maïzena
2 cuillerées à soupe de marc de Bourgogne
sel, poivre

Préparation : 20 minutes

Cuisson : 25 minutes

- Battre le fromage blanc pour le rendre bien onctueux. Lui incorporer peu à peu la moutarde et la maïzena. Saler, poivrer.
- Tartiner les cuisses de dinde de ce mélange. Les déposer dans un plat à four à revêtement antiadhésif, légèrement huilé. Mettre à cuire à four chaud pendant 25 minutes en surveillant la cuisson.
- 10 minutes avant la fin de celle-ci, ajouter le marc de Bourgogne.
- Servir les gigots de dinde arrosés de leur sauce accompagnés d'une jardinière de légumes, de crosnes ou de brocolis.

Vous pouvez préparer un lapin de la même façon.

Lapin à la verveine

Pour 6 personnes

1 lapin de 1,600 kg environ *	4 sachets-doses de verveine
150 à 200 g de fromage à 0 % de m.g.	1 cuillerée à soupe d'huile
1/2 verre de lait demi-écrémé	1 cuillerée à soupe de maïzena
	sel, poivre

Préparation : 20 minutes

Cuisson : 1 h 15

- Huiler le dessus du lapin. Le saupoudrer (intérieur et extérieur) avec le contenu de 2 sachets-doses de verveine. Saler. Poivrer. Entourer d'aluminium ménager. Mettre dans un plat à four avec 2 cuillerées à soupe d'eau.
- Faire cuire à four chaud pendant 1 heure. Retirer l'aluminium et laisser cuire encore 15 à 20 minutes.
- Délayer la maïzena dans le lait écrémé. Ajouter peu à peu au fromage blanc, tout en battant au fouet. Saler, poivrer. Ajouter le contenu des 2 sachets-doses restants. Faire épaissir doucement.
- Présenter le lapin découpé en morceaux, accompagné de la sauce en saucière.

* Faire préentailler au hachoir par le boucher ou le volailler. Le découpage final sera plus facile.

1 cuillerée à soupe d'huile pour 6 personnes pour graisser le dessus du lapin, cela reste véniel. Les lapins et les volailles, en général, gagnent toujours à être salés, poivrés et parfumés intérieurement autant qu'extérieurement.

Poissons

Langoustines à la menthe

Pour 4 personnes

12 langoustines	1/2 verre de vinaigre
2 grosses tomates bien mûres	1 sachet-dose de menthe séchée
2 gousses d'ail	2 ou 3 branches de menthe fraîche
180 g de fromage à 0 % de m.g.	1 dizaine de grains de coriandre

bouquet garni, sel, poivre

Préparation : 25 minutes

Cuisson : 10 minutes

- Préparer un court-bouillon avec 1,5 l d'eau, le vinaigre, le bouquet garni, le sachet-dose de menthe, 1 gousse d'ail épluchée mais entière, les grains de coriandre, du sel et du poivre. Porter à ébullition. Y plonger les langoustines préalablement lavées à l'eau froide. Laisser cuire à tout petits bouillons pendant 5 à 6 minutes. Laisser refroidir dans le court-bouillon.

- Laver, peler et épépiner les tomates. Les couper en morceaux. Eplucher et écraser la seconde gousse d'ail. Piler dans un mortier avec les feuilles de menthe fraîche jusqu'à obtention d'une sorte de purée. Saler, poivrer.

- Battre le fromage blanc jusqu'à obtention d'une consistance onctueuse. L'ajouter peu à peu à la purée.

- Egoutter les langoustines. Les présenter en buisson. Servir la sauce à part, en saucière.

Un exemple de court-bouillon particulier : l'utilisation d'un sachet-dose de menthe.

Barbue à la fondue de poireaux

Pour 4 personnes

1 barbue de 1 kg environ	2 verres de bouillon *
1,500 kg de poireaux	0,300 l de lait demi-écrémé
25 g de beurre	1 œuf
2 verres de vin blanc sec	1 cuillerée à café de maïzena

bouquet garni, sel, poivre

Préparation : 20 minutes

Cuison : 40 minutes au total

- Lever les filets de barbue. Les faire cuire à la vapeur d'un court-bouillon fait de bouillon de volaille additionné de vin blanc sec et d'un bouquet garni.

- Laver soigneusement les poireaux. Eliminer les feuilles trop vertes. Tailler les blancs en lanières minces.

- Dans une cocotte à revêtement antiadhésif, faire fondre le beurre. Y faire étuver doucement les blancs de poireaux pendant 20 minutes, en ajoutant un peu de bouillon si nécessaire.

- Battre l'œuf avec le lait et la maïzena. Saler, poivrer.

- Dans un plat à four, disposer les poireaux et, par-dessus, les filets de barbue. Recouvrir avec le mélange œuf et lait. Mettre à gratiner à four chaud pendant 10 minutes environ.

* Préparé éventuellement avec une tablette.

25 g de beurre pour 4 : ça compte. Mais ce n'est quand même pas une folie pour un plat garni.

Truites au jambon fumé

Pour 4 personnes

4 grosses truites	4 branches de thym
4 tranches minces de jambon fumé	20 g de beurre
	2 citrons

Préparation : 15 minutes

Cuisson : 30 minutes

- Vider, parer les truites. Les laver rapidement et les sécher.
- Retirer la partie grasse des tranches de jambon fumé. Rouler chaque truite dans une de ces tranches.
- Beurrer 4 rectangles d'aluminium ménager. Effeuiller par-dessus 1 branche de thym. Déposer 1 truite sur chacun d'eux. Refermer.
- Faire cuire à four bien chaud pendant 30 minutes.
- Servir dans l'enveloppe d'aluminium ouverte avec du citron à part.

A essayer aussi avec des petits merlans.

Filets de poisson aux moules

Pour 4 personnes

4 filets de poisson (merlan, lieu, limande, etc.) de 120 g environ	1 verre de bouillon de volaille *
1 litre de moules	1 citron
150 g de champignons de couche	1 échalote
1 verre de vin blanc sec	2 jaunes d'œufs
	1 ou 2 branches de persil

sel, poivre

Préparation : 25 minutes

Cuison : 40 minutes au total

- Gratter les moules. Les mettre dans un fait-tout avec l'échalote hachée et le vin blanc. Les faire ouvrir sur feu vif. Egoutter. Passer l'eau de cuisson. Décoquiller les moules. Les garder au chaud.
- Oter le pied terreux des champignons. Laver rapidement, sécher et émincer. Mettre dans une casserole avec le jus du citron et 1/2 verre de bouillon. Saler, poivrer. Faire cuire doucement pendant 10 minutes environ. Egoutter. Mettre au chaud avec les moules.
- Saler et poivrer les filets de poisson des deux côtés. Les déposer dans un plat à four à revêtement antiadhésif. Recouvrir du jus de cuisson des moules et du jus de cuisson des champignons mélangés. Si le liquide n'est pas suffisant, ajouter le restant du bouillon.
- Faire partir la cuisson sur feu vif. Recouvrir d'aluminium ménager et mettre à four moyen pendant 30 minutes environ. Surveiller la cuisson qui sera plus ou moins longue suivant la nature du poisson. Les filets ne doivent pas se défaire.
- Disposer les filets sur le plat de service.
- Réchauffer quelques instants moules et champignons dans le jus de cuisson des filets. Ajouter les jaunes d'œufs un par un à la sauce. Verser sur les filets. Saupoudrer de persil haché.

* Eventuellement préparé avec une tablette.

A base de filets de merlan, c'est un plat simple et bon marché. A base de filets de soles et de vin blanc de classe, c'est un plat habillé.

Sardines en citronnette

Pour 4 personnes

2 douzaines de sardines moyennes 2 citrons + 1 pour accompagner 1 cuillerée à soupe d'huile d'olive	2 cuillerées à café de graines de fenouil fenouil en branches sel, poivre

Préparation : 15 minutes

Cuisson : 20 minutes

- Vider et étêter les sardines. Essuyer soigneusement pour retirer les écailles.
- Recouvrir le fond d'un plat à four avec de petites branches de fenouil. Disposer les sardines par-dessus.
- Dans un bol, mélanger le jus de 2 citrons et l'huile d'olive. Saler. Poivrer. Verser le mélange sur les sardines. Saupoudrer de graines de fenouil.
- Faire cuire à four chaud pendant 20 minutes environ en arrosant souvent.
- Servir avec des quartiers de citron.
- Accompagner d'une purée d'épinards.

Avouez que cela change un peu du bifteck haricots verts. Et ce n'est pas plus gras : 1/4 de cuillerée à soupe d'huile.

Dorade grillée à la créole

Pour 4 personnes

1 dorade de 1,2 kg *	3 ou 4 brins de ciboulette
1/2 verre d'huile d'olive	1 citron
1/4 verre de rhum blanc	sel, poivre, Cayenne, persil

Préparation : 15 minutes par assiette

Cuisson : 20 minutes

- Mélanger l'huile d'olive, le rhum blanc, le persil et la ciboulette hachés. Saler, poivrer. Ajouter une pointe de Cayenne.
- Laver et essuyer la dorade. L'arroser des deux côtés avec le jus du citron. Mettre le poisson à mariner dans le mélange précédent pendant 2 heures.
- Egoutter la dorade. Faire quelques incisions de chaque côté. La faire griller en la retournant souvent.
- Servir bien chaud.

* Demander au poissonnier de la vider et de l'écailler.

Poser la dorade sur un papier absorbant pour éliminer l'excès de corps gras. Comme bien des marinades, celle-ci laissera beaucoup d'huile non consommée.

Plateau de fruits de mer

Par personne

6 huîtres profondes	3 praires
6 huîtres plates	3 clams
6 moules de Bouzigues	1 oursin
4 à 6 grosses crevettes roses	1 citron

Préparation : 15 minutes par assiette

- Garnir le fond de l'assiette de glace pilée et d'algues.
- Couper le citron en deux. Poser une moitié au centre de l'assiette. Y piquer les grosses crevettes. Disposer de chaque côté un demi-oursin.
- Ouvrir les praires, les clams, les Bouzigues en les disposant tout autour du citron aux crevettes.
- Faire de même avec les huîtres.

VARIANTES

Elles sont multiples et dépendent autant des goûts personnels que des disponibilités en fruits de mer et du prix de ces derniers. Diminuer le nombre d'huîtres et augmenter celui des praires ou des crevettes lorsque les huîtres se vendent au prix de l'or (ou presque).

Sans beurre, ni pain bis, ni petit vin blanc... bien entendu.

Légumes et Sauces

Papeton d'aubergines

Pour 4 personnes

800 g d'aubergines	1 cuillerée à soupe d'huile
4 œufs	d'olive

0,200 l de lait demi-écrémé
thym, romarin, sel, poivre, noix muscade

Préparation : 40 minutes
(y compris le temps de faire dégorger les aubergines)

Cuisson : 1 h 15

- Oter le pédoncule des aubergines. Les éplucher. Les couper en tranches. Ranger ces tranches au fur et à mesure dans une passoire à pieds en saupoudrant chaque couche de sel fin. Laisser dégorger pendant 30 minutes. Essuyer très soigneusement.
- Faire chauffer l'huile dans une cocotte à revêtement antiadhésif. Y disposer les tranches d'aubergines. Saupoudrer de thym et de romarin effeuillés. Couvrir. Laisser étuver pendant 30 à 40 minutes.
- Battre les œufs en omelette. Ajouter le lait. Saler. Poivrer. Râper un peu de noix muscade.
- Egoutter les aubergines, si nécessaire les écraser. Mélanger avec la préparation précédente.
- Verser dans un plat à four en terre (ou dans un moule à soufflé huilé). Mettre à cuire à four moyen pendant 45 minutes.
- Servir nature dans le plat de cuisson. Ou démouler et napper de sauce tomate bien relevée.

Si vos possibilités sont plus importantes, ajoutez un peu de gruyère râpé : 10 à 25 g par personne suivant les largesses que vous pouvez vous permettre.

Artichauts farcis

Pour 4 personnes

8 artichauts moyens	1 œuf
200 g de champignons de Paris	1 citron
1 petite tasse de mie de pain rassis	1 gousse d'ail
1 petite tasse de lait demi-écrémé	10 g de beurre

persil, sel, poivre

Préparation : 25 minutes

Cuisson : 35 minutes au total

- Couper la queue des artichauts. Oter les feuilles les plus dures. Laver les artichauts à grande eau. Frotter les fonds au jus de citron. Raccourcir les feuilles au maximum. Mettre à cuire à l'eau bouillante salée pendant 15 minutes
- Mettre la mie de pain rassis à tremper dans le lait.
- Oter le pied terreux des champignons. Laver rapidement. Sécher. Emincer. Faire étuver dans le beurre à tout petit feu pendant 10 minutes environ.
- Egoutter les artichauts. Retirer les feuilles du centre et le foin.
- Presser le pain au maximum. Le passer à la moulinette. Ajouter les champignons, l'ail et le persil hachés, l'œuf. Saler et poivrer.
- Remplir les artichauts de cette farce. Mettre gratiner au four pendant 10 minutes.

Réduisez légèrement, par ailleurs, votre consommation de pain et de biscottes. Même cachée, la mie de pain reste source d'amidon.

Purée de céleri-rave

Pour 4 personnes

800 g de céleri-rave	1 œuf
1 l de lait demi-écrémé	sel, poivre, persil

Préparation : 20 minutes au total

Cuisson : 35 minutes

- Eplucher et laver le céleri. Le couper en morceaux. Blanchir à l'eau bouillante salée pendant quelques minutes. Egoutter.

- Mettre le lait à bouillir. Saler Poivrer. Plonger les morceaux de céleri. Laisser reprendre l'ébullition. Réduire le chauffage. Laisser cuire en frémissant pendant 30 minutes.

- Retirer les morceaux de céleri. Passer au mixer ou à la moulinette. Délayer avec quelques cuillerées de lait de cuisson. Réchauffer. Lier avec le jaune d'œuf délayé dans 1 cuillerée à soupe de lait de cuisson.

- Hors du feu, ajouter le persil haché et le blanc d'œuf battu en neige. Rectifier l'assaisonnement si nécessaire.

Le blanc d'œuf battu en neige rend les purées de légumes plus légères.
A essayer avec des carottes ou des navets.

Chou braisé à la tomate

Pour 4 personnes

1 chou frisé de 800 g environ	2 oignons moyens
500 g de tomates	2 cuillerées à soupe d'huile
1 gousse d'ail	sel, poivre

Préparation : 10 minutes

Cuisson : 40 minutes

- Eplucher et laver le chou. Le plonger 5 minutes dans l'eau bouillante salée. Egoutter soigneusement. Couper assez grossièrement en lanières.

- Eplucher, laver, émincer les oignons, l'ail et les tomates.

- Faire chauffer l'huile dans une cocotte à revêtement antiadhésif. Y faire fondre oignons, ail et tomates. Ajouter le chou. Saler. Poivrer.

- Couvrir et laisser cuire doucement pendant 35 à 40 minutes.

Ne pas employer de corps gras du tout ? C'est possible. Versez un verre d'eau dans le fond de la cocotte. Dès que cette eau arrive à ébullition, ajoutez les tomates, l'oignon et l'ail. Laissez cuire doucement quelques minutes avant d'ajouter le chou.

Soufflé de courgettes

Pour 4 personnes

800 g de courgettes	1 cuillerée à soupe de parmesan râpé
0,400 l de lait demi-écrémé	15 g de beurre
4 œufs	sel, poivre, noix muscade
1 cuillerée à soupe de fécule	

Préparation : 15 minutes

Cuisson : 1 h 10 au total

- Laver les courgettes. Oter les pédoncules mais ne pas les éplucher. Faire cuire à l'eau bouillante salée pendant 30 minutes environ. Egoutter. Passer à la moulinette. Faire dessécher à feu moyen sans cesser de remuer.
- Délayer la fécule dans un peu de lait froid. Mettre le restant du lait à bouillir. Verser la fécule et laisser épaissir sans cesser de tourner.
- Ajouter les courgettes, les jaunes d'œufs, le parmesan râpé. Saler, Poivrer. Râper un peu de noix muscade.
- Ajouter les blancs battus en neige ferme.
- Verser dans un moule à soufflé beurré qui ne doit être rempli qu'aux deux tiers.
- Faire cuire à four moyen pendant 40 minutes environ.

Très peu de beurre + très peu de parmesan + très peu de fécule, cela passe si vous êtes stable à un niveau alimentaire moyen. Si votre stabilité à vous se situe à un niveau plus faible, défalquez 5 g de beurre de vos largesses d'aujourd'hui.

Endives à la moutarde

Pour 4 personnes

1 kg d'endives	150 g de fromage à 0 % de m.g.
1 citron	2 cuillerées à soupe de moutarde
1 verre de vin blanc sec	1 cuillerée à soupe d'huile

persil, sel, poivre

Préparation : 20 minutes

Cuisson : 30 minutes

- Laver les endives. Oter le fond qui est un peu amer. Frotter de citron. Les faire blanchir 10 minutes à l'eau bouillante salée. Egoutter.

- Faire chauffer l'huile dans une sauteuse. Y faire dorer les endives. Ajouter le vin blanc et un verre d'eau. Saler. Poivrer. Laisser cuire 20 minutes à feu doux.

- Battre le fromage blanc pour le rendre bien onctueux. Ajouter la moutarde. Recouvrir les endives du mélange. Couvrir. Laisser chauffer 5 minutes.

- Verser dans un plat. Saupoudrer de persil haché.

Si vous ne désirez pas utiliser de corps gras du tout, faites étuver les endives dans un mélange de bouillon corsé (2 verres et demi) et de vin blanc.

Poivrons farcis au jambon

Pour 4 personnes

4 beaux poivrons verts	1 petite tasse de pain rassis
4 tranches de jambon maigre	1 petite tasse de lait demi-écrémé
150 g de fromage à 0 % de m.g.	2 jaunes d'œufs

persil, sel, poivre, noix muscade

Préparation : 20 minutes

Cuisson : 40 minutes

- Mettre le pain à tremper dans le lait.

- Laver soigneusement les poivrons. Les couper aux deux tiers environ de leur hauteur. Retirer les graines qui se trouvent à l'intérieur.

- Hacher le jambon. Essorer la mie de pain.

- Battre le fromage blanc pour le rendre onctueux. Ajouter le jambon haché, la mie de pain, les jaunes d'œufs et un peu de persil haché. Bien mélanger. Saler. Poivrer. Râper un peu de noix muscade.

- Répartir cette farce dans les poivrons.

- Disposer dans un plat à four. Faire cuire à four chaud pendant 40 minutes.

C'est aussi un moyen d'utiliser un reste de viande. N'oubliez pas de manger un peu moins de pain par ailleurs : il y en a dans la farce.

Sauce blanche allégée

Pour 4 personnes

0,400 l d'eau ou de bouillon *
1 cuillerée à soupe de maïzena, Crème de riz, ou fécule de pommes de terre
sel, poivre

Préparation et cuisson : 5 minutes

- Délayer l'amidon dans une petite quantité de liquide froid.
- Mettre le restant du liquide à bouillir.
- Y verser l'amidon délayé. Laisser épaissir sans cesser de remuer. retirer du feu. Saler, poivrer. Battre quelques secondes au fouet.

* Préparé éventuellement avec une tablette.

Sauce Roquefort

Pour 4 personnes

190 g de fromage à 0 % de m.g.	1 cuillerée à café de vinaigre
75 g de roquefort	1/2 cuillerée à café de moutarde
2 œufs durs	forte

sel, poivre

Préparation : 15 minutes

- Ecraser les jaunes d'œufs durs avec le roquefort et la moutarde.
- Battre le fromage blanc jusqu'à ce qu'il soit bien onctueux. S'en servir pour délayer le mélange précédent.
- Saler légèrement. Poivrer. Ajouter le vinaigre.

Uniquement pour grandes largesses. Le roquefort, c'est bon, mais c'est gras.

Sauce Méditerranée

Pour 4 personnes

150 g de fromage à 0 % de m.g.
2 cuillerées à café d'huile
1 cuillerée à soupe de vinaigre
ou jus de citron
3 brins de ciboulette
cerfeuil, sel, poivre

Préparation : 20 minutes

- Battre le fromage blanc jusqu'à ce qu'il soit bien onctueux.
- Laver, sécher et hacher ciboulette et cerfeuil. Ajouter au fromage blanc. Saler, poivrer.
- Verser peu à peu l'huile d'olive, puis le vinaigre en tournant comme pour une mayonnaise.
- Servir très frais avec viandes. poissons ou légumes.

Il est indispensable de battre le fromage blanc et, si possible, au batteur électrique. Cette opération incorpore de l'air et rend ainsi la sauce plus onctueuse.

Sauce Fontenelle

Pour 4 personnes

1 jaune d'œuf dur	2 yaourts bulgares
1 gousse d'ail	persil et cerfeuil hachés
1 cuillerée à café de moutarde	câpres, sel, poivre

Préparation : 15 minutes

- Eplucher l'ail. En frotter les parois du récipient où l'on prépare la sauce.

- Mettre au fond de celui-ci le jaune d'œuf dur et la moutarde. Piler et mélanger soigneusement. Délayer peu à peu avec les yaourts jusqu'à l'obtention d'une sauce onctueuse. Saler, poivrer légèrement. Ajouter persil et cerfeuil hachés et les câpres.

- Peut se servir avec un poisson au court-bouillon, des légumes cuits à la vapeur.

Frotter d'ail les parois du récipient où l'on prépare une sauce ou une salade leur confère un parfum léger qu'apprécient ceux qui ne supportent pas l'ail lui-même.

Sauce tomate

Pour 4 personnes

500 g de tomates	1 gousse d'ail
2 oignons moyens	1 branche de thym
1 cuillerée à soupe d'huile d'olive	1 branche de persil
	1/2 feuille de laurier

sel, poivre

Préparation : 10 minutes

Cuisson : 45 minutes

- Laver et éplucher les tomates. Couper en quartiers. Eliminer les pépins et l'excès de jus.
- Eplucher, laver, hacher les oignons, l'ail, le persil.
- Faire chauffer l'huile dans une sauteuse à revêtement antiadhésif. Verser le hachis d'oignons, ail, persil, puis les morceaux de tomates. Remuer. Ajoutez thym et laurier. Couvrir. Laisser cuire doucement pendant 45 minutes.
- Retirer thym et laurier. Passer au mixer.
- Chauffer quelques instants. Rectifier l'assaisonnement.

C'est un coulis classique. Si vous le désirez, vous pouvez en exclure totalement l'huile et faire étuver les légumes dans 1/2 verre de bouillon.

Rouille

Pour 4 personnes

2 gousses d'ail
1 petit piment rouge
1 1/2 cuillerée à soupe d'huile d'olive
1 cuillerée à soupe de mie de pain rassis
0,200 l de bouillon *

Préparation : 25 minutes

- Eplucher et piler l'ail et le piment jusqu'à l'obtention d'une sorte de crème.
- Ajouter la mie de pain humectée de bouillon et soigneusement essorée ; puis l'huile d'olive. L'ensemble doit être lisse.
- Délayer ensuite peu à peu avec le bouillon.

* Provenant d'une bouillabaisse, d'une bourride ou d'une soupe de poissons ou préparé avec une tablette.

Impossible de ne pas tenir compte de la petite quantité d'huile utilisée pour cette rouille. Mais comme elle accompagne des poissons et des légumes cuits à l'eau ou à la vapeur, tout va bien.

Les desserts

Pommes à l'alsacienne

Pour 4 personnes

4 reinettes de taille moyenne | 60 g de sucre semoule *
4 œufs | cannelle
4 verres de lait demi-écrémé

Préparation : 10 minutes

Cuisson : 20 minutes

- Battre les œufs en omelette. Ajouter le sucre (ou l'édulcorant), le lait, la cannelle.

- Eplucher les pommes. Oter les pépins. Couper en tranches minces. Ranger dans un plat à four. Verser le mélange précédent pardessus.

- Faire gratiner à four moyen pendant 20 à 30 minutes. Servir tiède.

* C'est-à-dire l'équivalent de 3 morceaux de sucre n° 4 par personne. Si vous avez sucré votre café, votre yaourt ou votre thé ou si le sucre vous est totalement interdit, utilisez l'équivalent en édulcorant de synthèse.

C'est une sorte de délicieux clafoutis. C'est aussi 1 œuf et du lait (sans problème si ce dernier est écrémé ou demi-écrémé). C'est enfin un fruit. Ne l'oubliez pas.

Ananas surprise

Pour 6 personnes

1 ananas frais de taille moyenne	1 citron
1 orange	150 g de fraises des bois
1 reinette Canada	2 sachets de sucre vanillé

Préparation : 15 minutes

- Eplucher la pomme. Oter les pépins. Couper en petits morceaux. Arroser de jus de citron.
- Eplucher l'orange. Oter la peau blanche. Couper « à vif » en recueillant le jus.
- Retirer un chapeau au sommet de l'ananas. Le vider délicatement de sa chair. Eliminer la partie fibreuse du centre. Couper le reste en petits morceaux. Recueillir le jus.
- Mélanger jus d'orange et d'ananas. Ajouter le sucre vanillé. Mélanger. Ajouter les petits morceaux de fruits. Mettre au frais salade de fruits et ananas vidé.
- Au moment de servir, remplir l'ananas avec la salade de fruits.

Il y a 8 g de sucre dans un sachet de sucre vanillé ou de sucre au citron, soit 16 g pour 6 personnes. 16 g que vous pouvez remplacer par l'équivalent en édulcorant de synthèse.
Mais ne sucrez pas trop, ce serait moins fin.

Pommes en chemise

Pour 4 personnes

4 reinettes de taille moyenne	10 g de beurre
4 morceaux de sucre n° 4 *	cannelle en poudre
1 petit verre de calvados	

Préparation : 10 minutes

Cuisson : 40 minutes

- Laver et essuyer les pommes. Retirer cœur et pépins au vide-pommes. Mais ne pas les peler.
- Poser chaque pomme sur un carré d'aluminium ménager légèrement beurré.
- Tremper les sucres un par un dans le calvados. En disposer dans chaque pomme.
- Ajouter une pincée de cannelle. Refermer la chemise d'aluminium.
- Faire cuire à four moyen pendant 40 minutes. Ouvrir la chemise juste au moment de servir.

* Ou 4 cubes d'édulcorant O.D.A.

Pour réussir à beurrer 4 carrés d'aluminium ménager avec cette petite quantité de beurre :
— utilisez un beurre légèrement ramolli ;
— posez-le au milieu d'un carré ;
— recouvrez celui-ci d'un second carré et frottez-les l'un sur l'autre ;
— frottez chacun de ces carrés sur l'un deux deux carrés restants.

Compote de poires au gingembre

Pour 6 personnes

900 g à 1 kg de poires	1 cuillerée à café d'alcool de poire
15 g de sucre *	1 petit morceau de gingembre confit
1 sachet de sucre vanillé	

Préparation : 10 minutes

Cuisson : 20 minutes environ

- Dissoudre le sucre et le sucre vanillé dans 0,500 l d'eau. Porter à ébullition.

- Eplucher les poires. Les couper en quatre. Oter les cœurs. Mettre à cuire *doucement* dans le sirop ci-dessus, jusqu'à ce qu'elles soient devenues translucides.

- Ecraser à la fourchette. Ajouter l'alcool de poire et le gingenbre râpé.

- Répartir dans de petites coupes ou des ramequins. Servir très froid.

* Si vous désirez une préparation plus sucrée, ajoutez un peu d'édulcorant de synthèse.

N'employez pour cette compote que le sucre que vous avez économisé par ailleurs.

Crème péruvienne

Pour 4 personnes

1/2 l de lait demi-écrémé	1 sachet de caramel liquide
3 œufs	édulcorant de synthèse :
1 cuillerée à soupe de café en grains	l'équivalent de 50 g de sucre
	1/2 gousse de vanille

2 cuillerées à café de cacao

Préparation : 10 minutes

Cuisson : 15 à 20 minutes

- Mettre le lait à chauffer avec la demi-gousse de vanille fendue en deux.
- Par ailleurs mettre à chauffer les grains de café à sec dans une casserole. Verser le lait vanillé par-dessus. Laisser infuser sur feu très doux pendant 5 minutes.
- Battre les œufs en omelette. Ajouter peu à peu le cacao en poudre. Verser par-dessus le lait parfumé, à travers une passoire fine. Ajouter au mélange le caramel liquide et l'édulcorant de synthèse.
- Verser dans de petits pots. Faire cuire au bain-marie au four pendant 15 à 20 minutes.

Le même mélange, très fin, de cacao, café, caramel peut être utilisé pour préparer des glaces. Il faut touours utiliser des grains de café, chauffés puis mis à infuser.

Cœurs au café

Pour 4 personnes

100 g de fromage blanc à 0 % de m.g.	2 œufs
2 cuillerées à soupe de lait concentré non sucré	30 g de sucre *
	1 cuillerée à soupe rase de café soluble

Préparation : 10 minutes

- Battre ensemble le fromage blanc, le sucre (ou l'édulcorant), les jaunes d'œufs, le lait concentré non sucré.
- Ajouter le café soluble. Bien mélanger.
- Battre les blancs en neige ferme. Les incorporer délicatement à la préparation précédente.
- Répartir dans des moules en forme de cœur.
- Servir bien frais.

* Ou l'équivalent en édulcorant de synthèse.

Vous pouvez aussi faire glacer le mélange.

Soufflé à l'ananas

Pour 4 personnes

0,300 l de lait	2 cuillerées à soupe rases
4 tranches d'ananas en conserve	de crème de riz ou maïzena
4 œufs	1 cuillerée à café de kirsch

30 g de sucre semoule *

Préparation : 25 minutes

Cuisson : 30 minutes

- Sécher les tranches d'ananas sur du papier absorbant. Couper en petits morceaux. Arroser avec le kirsch.
- Délayer la crème de riz dans un minimum de lait froid.
- Mettre le restant du lait à bouillir. Y verser la crème de riz. Laisser épaissir sans cesser de tourner.
- Hors du feu, ajouter le sucre, les jaunes d'œufs et les petits morceaux d'ananas.
- Battre les blancs en neige ferme. Incorporer délicatement au mélange précédent.
- Verser dans un moule à soufflés qui ne doit être rempli qu'aux deux tiers. Faire cuire 30 minutes à four chaud. Servir aussitôt.

* Ou l'équivalent en édulcorant de synthèse.

Pour ne pas casser la neige des blancs d'œufs :
— ajouter 1 cuillerée à soupe à l'autre préparation pour la rendre plus souple ;
— verser le restant du bloc, en entier, sur ce mélange ;
— faites, peu à peu, passer celui-ci par-dessus les blancs qui s'en impreignent petit à petit.

Soufflé glacé aux fraises

Pour 4 personnes

400 g de fraises
60 g de sucre *
180 g de fromage blanc à 0 % de m.g.
3 jaunes d'œufs

Préparation : 25 minutes, 3 heures à l'avance

- Prendre des timbales à soufflés. Les entourer extérieurement d'une bande de papier blanc ou d'aluminium ménager dépassant les bords de 3 cm.
- Laver rapidement les fraises. Les sécher. Retirer les queues. Passer les fruits au mixer.
- Mettre 2 ou 3 cuillerées à soupe de cette purée dans une casserole avec les jaunes d'œufs. Remuer au fouet toute en chauffant. Lorsque le mélange devient granuleux, retire du feu et verser dans un saladier froid. Continuer à battre en ajoutant le restant des fraises jusqu'à ce que l'ensemble soit relativement lisse et tout à fait froid. Sucrer.
- Battre par ailleurs le fromage blanc au batteur.
- Mélanger délicatement les deux préparations.
- Verser dans les timbales préparées. Mettre dans le compartiment grand froid pendant 3 heures au moins.

* Ou l'équivalent en édulcorant de synthèse.

Ce n'est pas vraiment un soufflé. Mais, quand on la démoule, la préparation en a tout à fait l'aspect.
Vous pouvez employer aussi des framboises ou de groses cerises noires.

Glace au chocolat

Pour 4 personnes

0,400 l de lait demi-écrémé 2 cuillerées à soupe rases de cacao non sucré 1 cuillerée à soupe de lait concentré non sucré	4 jaunes d'œufs 2 cuillerées à café de liqueur d'orange édulcorant de synthèse : l'équivalent de 100 g de sucre

Préparation : 25 minutes, 3 heures au moins à l'avance

- Mettre le lait à bouillir.
- Battre les jaunes d'œufs avec le cacao en poudre. Délayer doucement avec le lait bouillant. Remettre dans la casserole et laisser épaissir sur feu doux, sans cesser de tourner.
- Verser dans un saladier. Ajouter le lait concentré et l'édulcorant. Laisser refroidir. Ajouter la liqueur d'orange. Mélanger.
- Mettre à glacer pendant 3 heures au moins en sorbetière électrique ou suivant la méthode expliquée page 277.

Ne soyez pas trop généreux en liqueur d'orange. Une petite quantité fait ressortir la saveur du cacao. Au-delà, c'est moins bon. Et n'oubliez pas que vous avez consommé l'équivalent d'un morceau de sucre n° 4.

Glace flambée aux abricots

Pour 4 personnes

500 g d'abricots	édulcorant de synthèse :
0,400 l de lait demi-écrémé	l'équivalent de 80 g de sucre
4 jaunes d'œufs	1/2 verre de rhum

1/2 gousse de vanille

Préparation : 20 minutes, 3 heures au moins à l'avance

- Laver et essuyer soigneusement les abricots. Retirer les noyaux. Mettre à cuire dans un minimum d'eau avec la gousse de vanille fendue en deux.

- Par ailleurs, faire bouillir le lait. Le verser peu à peu sur les jaunes d'œufs battus. Reverser dans la casserole et laisser épaissir sur feu doux sans cesser de tourner.

- Passer les abricots cuits au mixer. Ajouter l'édulcorant. Mélanger la crème et la purée d'abricots. Mettre à glacer pendant 3 heures au moins.

- Au moment de servir, démouler la glace. Faire chauffer le rhum. Le verser flambant sur la glace. Servir aussitôt.

Un dessert spectaculaire et très fin. Il est tout indiqué pour un repas de fête ou de réception.

MENUS POUR LES AMIS

Si vous devez recevoir vos amis, vous pouvez donc choisir parmi les quelques idées de plats que vous venez de lire. Vous pouvez aussi vous procurer le livre du Docteur Creff et de Léone Bérard : *Gastronomie de la Diététique* chez Robert Laffont et aux Editions Marabout.

Voici enfin une liste de menus pour recevoir vos amis, en les régalant tout en préservant votre ligne (et la leur !) et sans que le mot de régime ne soit prononcé à table !

Cocktail de crevettes
Escalope grillée
Choux de Bruxelles glacés
Fromage blanc à la ciboulette
Fruit de saison

Gigot à l'anglaise
+ crème d'ail
Julienne de légumes vapeur
Tomme de Savoie à 25 % de matières grasses
Fruit de saison

Pamplemousse aux champignons
Ris de veau en cocotte
Epinards en branche
Petits pots de crème au citron

Petites tomates fourrées
Caneton aux reinettes et au poivre vert
Jardinière de légumes
Rocher au caramel

Melon
Turbotin à la mode des Iles
Laitue braisée
Glace au chocolat

Plateau de fruits de mer
Soufflé vert
Salade d'oranges

Mousse de saumon
Rôti de veau froid
+ mayonnaise minceur
Salade verdure
Pommes en chemise

Terrine de légumes au poivre vert
+ sauce trappeur
Poulet rôti à la broche
Navets glacés
Fromage à 25 % de matières grasses
Salade de fruits rouges

Huîtres pochées au champagne
Carré d'agneau rôti
Petits légumes glacés
Sorbet à la framboise
(sur le modèle du sorbet à la poire)

EXEMPLE RÉEL DE PERTE DE POIDS (HOMME)

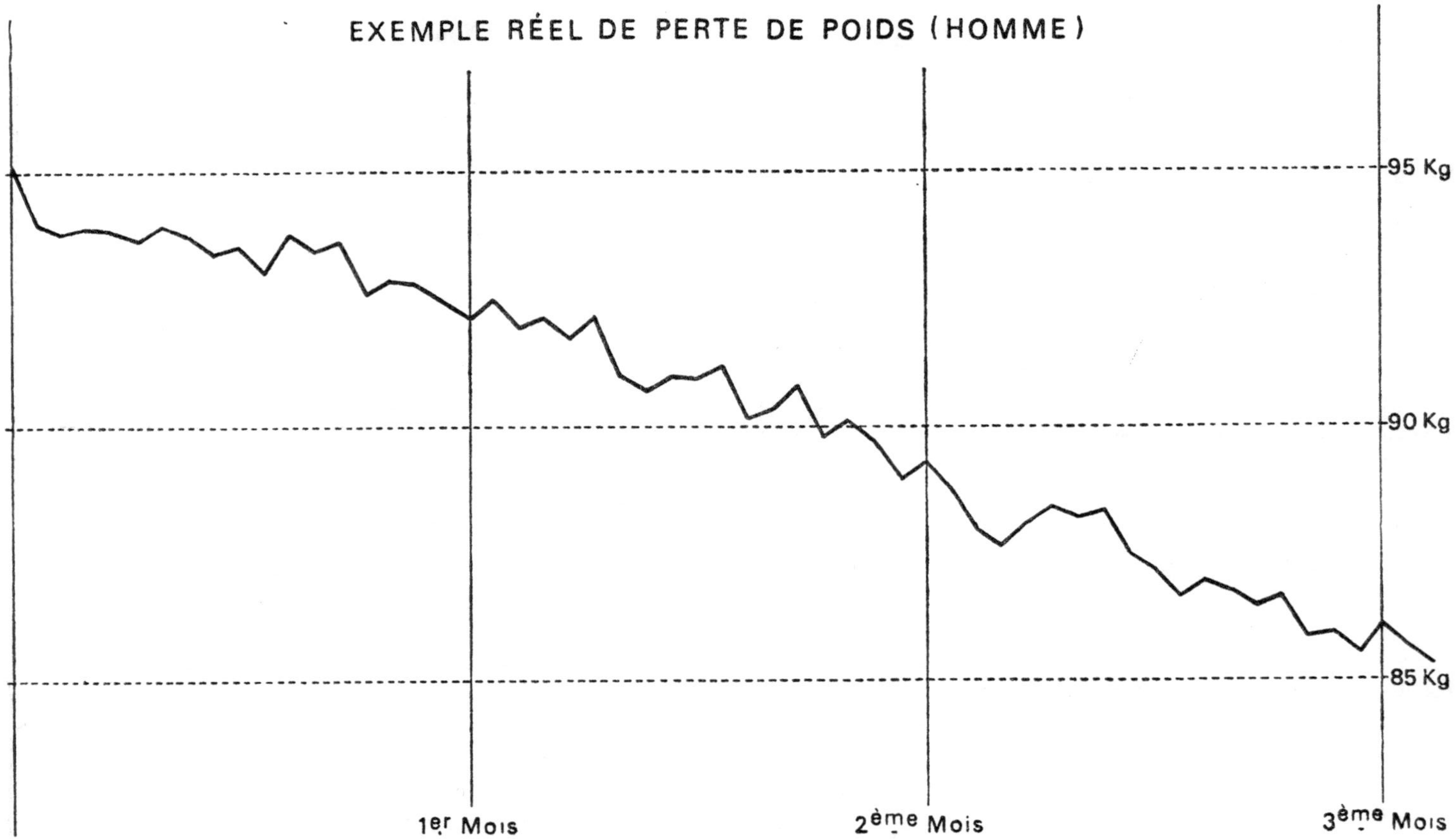

EXEMPLE RÉEL DE PERTE DE POIDS (FEMME)

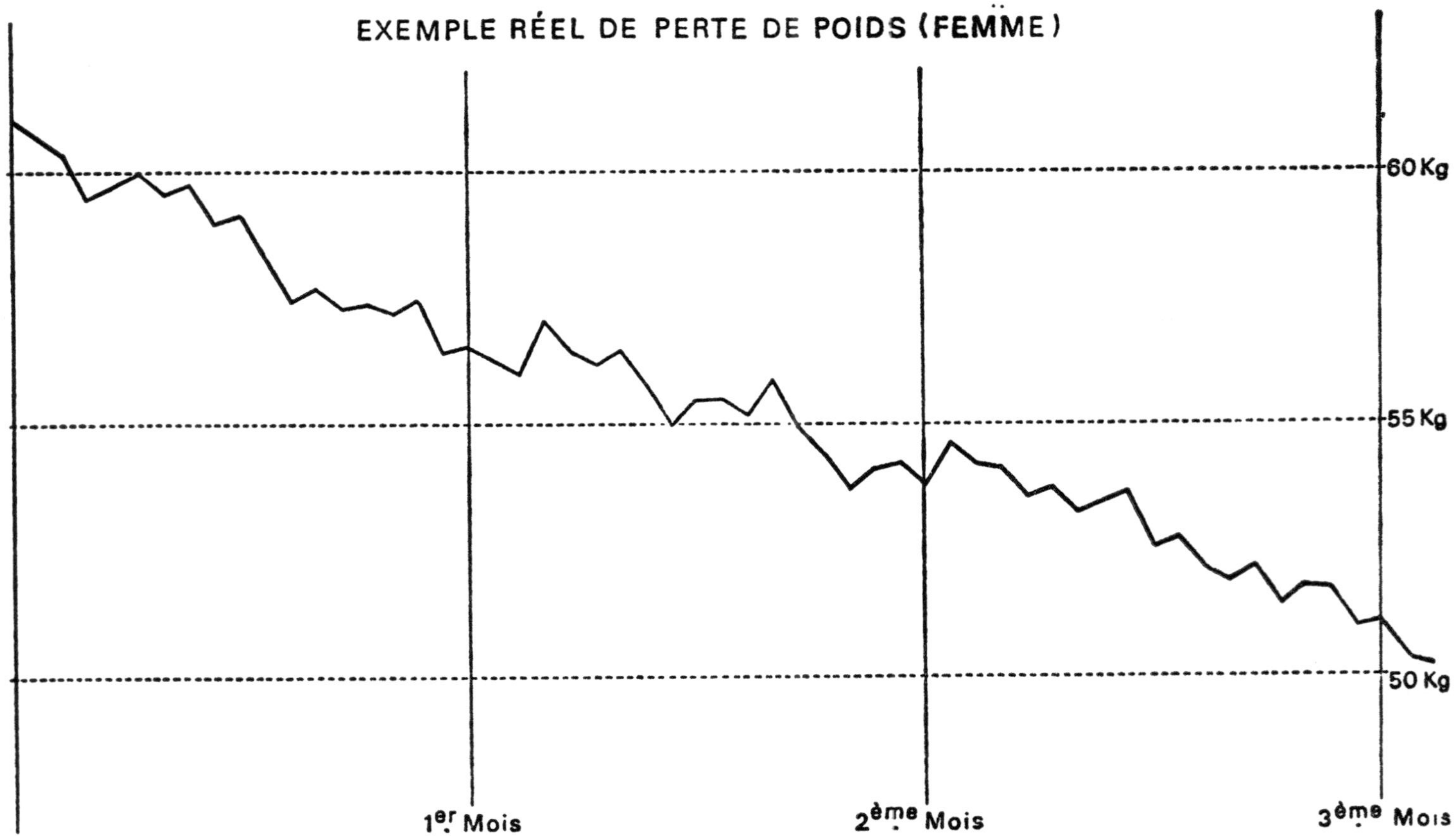

EXEMPLE RÉEL DE PERTE DE VOLUME

NOM Mme X	T A I L L E 1,565			
DATE	27/09/81	16/11/81	17/2/82	TOTAL
POIDS	61,300	54,6	50,9	
TENSION ARTERIELLE	13,8	12,8	12,8	
TEMPS		6 Semaines	12 Semaines	18 Semaines
Kg en —		6,7	3,7	10,4
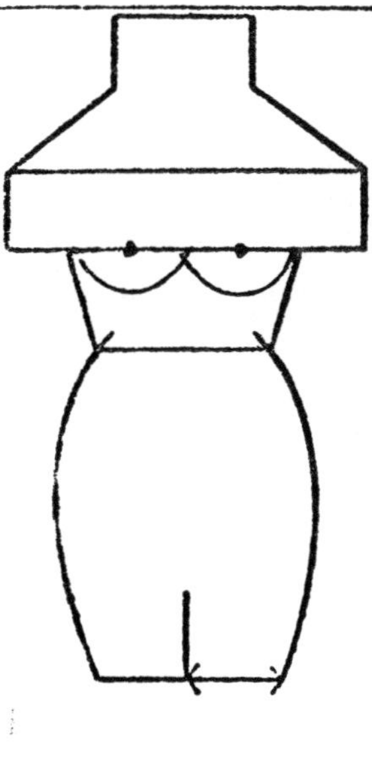	97	94	90	-7
	92	87,5	84	8
	72	66	60	12
	- 102	97,5	92	10
	- 52	50	46	6
	- 46	43	42	4

CONCLUSION EN CINQ POINTS

Maigrir, c'est très simple et c'est très compliqué. C'est simple parce qu'il faut faire des choses simples. Mais si c'était facile personne ne serait gros...

Premier point :

Quelle que soit la cause de l'obésité, de toute façon il faut sacrifier, le mot n'est pas gros — si j'ose dire — à un programme diététique, basé non pas sur un, mais sur trois régimes.

— Le premier est un régime amaigrissant : cela va de soi, c'est le but de l'opération.

— Le deuxième est un régime de stabilisation car maigrir pour regrossir, autant ne pas commencer.

— Le troisième enfin, le régime de croisière qui permet de maîtriser son poids avec une bonne hygiène alimentaire. Mais d'emblée, et pour être honnête, il faut bien prévenir le candidat à l'amaigrissement que toute sa vie il devra se méfier de la rechute. Car l'essentiel n'est pas maigrir mais réapprendre à manger. L'obésité n'est pas une maladie mais un tempérament. Cent grammes de pain aujourd'hui, seront toujours cent grammes de pain dans 5 ans, dans 10 ans, dans 20 ans. Or, si on grossit avec 100 g et pas avec 80, il faut une fois pour tout apprendre à se contenter de 80. Ce qui ne signifie pas du tout qu'il faudra toujours se priver de pain.

Réapprendre à manger c'est se souvenir toute sa vie qu'il y a deux catégories d'aliments : les bons — ceux qui ne se transforment pas, ou peu, en graisse dans l'organisme — et les mauvais — ceux qui se transforment en graisse. Hélas ! ce sont les mauvais qui sont les meilleurs ! Mais la vie n'est-elle pas un choix ?

Deuxième point :

Manger à volonté. Ne pas avoir faim. Pour ne pas avoir faim on n'a encore rien trouvé de mieux que manger. Les bons aliments sont là pour cela. Ce qui n'exclut nullement qu'on ne puisse manger de façon agréable : pour satisfaire son appétit on peut très bien gastronomiser la diététique. Pour ne pas avoir envie de manger ce qu'il y a dans l'assiette du voisin, il faut que le contenu de sa propre assiette soit bon. Sinon c'est le dérapage, à très court terme.

Troisième point :

Pas de médicament à visée amaigrissante, sauf cas très particuliers. Quand on veut maigrir ou quand on doit maigrir, on peut maigrir et on doit maigrir sans médicament. Il n'est jamais nécessaire, pour traiter une maladie, d'en créer une autre.

Quatrième point :

Pas de médicament ? Ce n'est pas tout à fait vrai. Il y en a un, indispensable et irremplaçable. Trois pilules de sport par jour. Malheureusement ce médicament-là, on ne le trouve pas dans les pharmacies...

Cinquième point :

Enfin, quand l'appétit est plus fort que la faim, quand on ne peut plus résister à la tentation, quand l'aliment est devenu un tranquillisant, faire l'apprentissage d'une méthode de relaxation dynamique qui donnera la volonté de vouloir et la volonté d'assurer, seul, la gestion de ses kilos.

FICHES A GARDER DANS VOTRE PORTEFEUILLE

N° 1

1 — FICHE DU 1er REGIME : PERTE DE POIDS

1) **Boire deux litres d'eau par jour, pour éliminer 1,5 litre d'urine par 24 heures.**
2) Eviter de boire pendant les repas.
3) Eliminer complètement:
   — l'alcool (bières, apéritifs, vins, etc.),
   — les féculents et les farineux (pommes de terre, riz, pâtes, etc.),
   — les sucres (pâtisseries, chocolats, sodas, bonbons, biscuits, etc.),
   — les corps gras, la charcuterie.

4 — Manger à volonté :

— toutes les viandes,
— toutes les volailles (sauf oie ou canard d'élevage),
— tous les poissons (au court-bouillon, grillés, au four, en papillotte),
— tous les coquillages (crus ou cuits en marinière) *,
— tous les crustacés (crabes, crevettes, langoustines, etc) *,
— tous les abats (tripes, foie, cœur, langue, rognons) *,
— tous les légumes verts (frais, en conserve, ou surgelés) : asperges, aubergines, blettes, céleri-branche, champignons, choux, choux-fleurs, choux de Bruxelles, cœurs de palmier, concombres, courges, courgettes, endives, épinards, fenouil, haricots verts, oseille, poireaux, poivrons, radis, tomates, citrouille,
— toutes les crudités et salades à l'huile de paraffine et au citron ou vinaigre,
— tous les bouillons de légumes (sans pomme de terre, vermicelles ou tapioca),
— tous les fromages blancs à zéro pour cent de matière grasse (sucrés avec du « faux sucre »),
— tous les yaourts nature,
— tous les laits écrémés,
— café, thé, infusions,
— eaux minérales non gazeuses,
— toutes les épices faibles, fines herbes, aromates, condiments.

5 — Autorisés sans excès :

Artichauts, betteraves rouges, carottes, céleri rave, navets, tomates, oignons, petits-pois extra-fins, potirons, salsifis.

6 — Autorisés en quantité limitée, mais obligatoires * :

Huiles : 5 à 15 grammes par jour.
Beurre : 10 à 20 grammes par jour.
Fromage : 20 à 30 grammes par jour.
Jambon maigre bien dégraissé : 1 à 3 tranches par semaine.
Œufs : 1 à 3 par semaine.

* Après consultation médicale.

Pommes de terre : zéro à 100 g par jour.
Fruits : un à deux par jour, choisis dans la liste des moins riches en glucides.
Biscottes : 1 à 5 par jour.
Pain : 1/8 à 1/4 de baguette par jour (en remplacement des biscottes).
Sucre : 1 à 4 par jour (n° 4).

7 — Aliments interdits (sauf exceptions précitées) :

— bouillons de viandes et de poissons, les potages aux pommes de terre ou aux pâtes ;
— graisses, margarines, huiles (y compris huile de régime type soja, maïs ou tournesol, pépin de raisins, noix...), fritures, sauces, ragoûts, mayonnaise, béarnaise ;
— gibier faisandé, charcuterie, conserves de viandes et de poissons (sauf conserves de poissons au naturel) ;
— porc gras, mouton gras, oie, canard d'élevage, agneau gras ;
— poissons gras : anguille, lamproie, murène, thon ;
— féculents (pois, haricots secs, lentilles, fèves, pois chiches et cassés), pommes de terre, topinambours ;
— farineux : pâtes, riz, pain y compris le pain complet, biscottes complètes, produits de régime à base de farines, crackers, biscottes au gluten, corn-flakes ;
— sucreries, confitures, gelées, chocolat, miel, bonbons, pâtisseries, entremets ;
— fromages, lait complet liquide ou en poudre, petits suisses ;
— entremets, crèmes, tous les fruits frais, les fruits secs ;
— fruits oléagineux (noix, noisettes, amandes, cacahuètes, olives, avocats) ;
— fruits secs (raisins, figues, pruneaux, abricots) ;
— glaces et sorbets, sauf sorbets « maison » sucrés avec édulcorants de synthèse ;
— alcools : apéritifs, digestifs, vins, cidre, bière, sodas, sirops, jus de fruits ;
— ne salez pas, ou peu ;
— remplacez l'huile de table par de l'huile de paraffine vendue en pharmacie (Acal ou Restrical de préférence) au-delà de la quantité d'huile normale autorisée ;
— remplacez le sucre par du « faux sucre » vendu en pharmacie (Sucrette, Sucaryl, Odo, Sucrédulcor, Hermécetas, Canderel) au-delà de la quantité de sucre normale autorisée ;
— préparez vos aliments sans graisse de cuisson (à l'eau, au four, au gril, à la broche, dans une poêle qui n'attache pas) ;
— pesez-vous régulièrement, une fois par semaine, le matin à jeun et établissez votre courbe d'amaigrissement (voir modèles pages précédentes) ;
— essayer de mener une vie régulière. Passez neuf heures au lit dont 8 heures de sommeil ;
— reprenez le sport pour augmenter vos dépenses (marche, cyclisme, natation, course à pied...) ;
— faites une cuisine variée agréable, appétissante avec les recettes minceurs.

N° 2

COMMENT STABILISER VOTRE NOUVEAU CORPS

Réintroduire dans l'alimentation, semaine après semaine, dans l'ordre suivant, tous les aliments qui avaient été supprimés :

1re semaine : Régime amaigrissant prescrit au départ du traitement + 1 fruit par jour, au choix.

2e semaine : Régime de la première semaine + 1 cuillerée d'huile par jour (dans un hors-d'œuvre, une salade, une sauce ou pour faire revenir une viande ou un légume).

3e semaine : Régime de la 2e semaine + 1 plat de pommes de terre dans la semaine (l'équivalent de 2 pommes de terre moyennes en robe des champs, à la vapeur, en purée au lait écrémé, sautées ou en salade avec les quantités de corps gras autorisées).

4e semaine : Régime de la 3e semaine + 1 plat de pâtes alimentaires dans la semaine (60 g poids cru, en sauce tomate ou nature avec beurre autorisé ou en gratin avec beurre et fromage autorisés).

5e semaine : Régime de la 4e semaine + 1 plat de riz dans la semaine 60 g cuits à la créole, ou en rizotto avec la quantité de matières grasses autorisée, ou en riz au lait écrémé — attention au sucre — ou en salade — attention à l'huile.

6e semaine : Régime de la semaine précédente + 1 verre de vin par jour (cru et couleur au choix, mais jamais obligatoire).

7e semaine : Régime de la 6e semaine + une portion de 30 g de fromage par jour (n'importe quel fromage).

8e semaine : Régime de la 7e semaine, compléter la ration de pain à 100 g (ou remplacer les biscottes par 100 g de pain) et ajouter 2 morceaux de sucre n° 4 (ou 2 cuillerées à café rases) par jour.

9-10-11-12e semaines : Régime libre, mais surveillé.

Point capital :

Revenir une semaine en arrière au cas où le poids dépasserait de 500 g celui de la semaine précédente. Il est essentiel de ne pas brûler les étapes.

N° 3

COMMENT GARDER DEFINITIVEMENT LA LIGNE

1) Surveillez votre poids une fois par semaine le matin à jeun ;

2) établissez une courbe de poids afin de vérifier que vous ne regrossissez pas petit à petit ;

3) fixez-vous un poids à ne jamais plus dépasser ;

4) si vous atteignez ce poids reprenez la première partie du régime ;

5) évitez de toute façon les aliments qui font grossir :
   — les alcools (vins, bières, apéritifs, digestifs),
   — les sucres (pâtisserie, chocolats, glaces, crèmes, etc.),
   — les féculents (pommes de terre, riz, pâtes, etc.) ;
   — les graisses (la charcuterie) ;

6) buvez 2 litres d'eau plate par jour, pour assurer une élimination urinaire d'un litre et demi ;

7) faites du sport régulièrement.

TABLE DES MATIERES

DÉJA PARU CHEZ LE MÊME ÉDITEUR :

Jean-Claude BOURRET et Paul BELAICHE

LE DÉFI DE LA MÉDECINE PAR LES PLANTES

Les plantes ont un pouvoir puissant, elles agissent en pro fondeur sur le terrain du malade. **Jean-Claude BOURRET** en a fait personnellement l'expérience. Il a décidé d'entreprendre une enquête très approfondie sur cette nouvelle médecine, dont tout le monde parle, et qu'en fait, peu de gens connaissent : la médecine naturelle, la médecine par les plantes, c'est-à-dire la Phytothérapie et l'Aromathérapie.

Dans de nombreux domaines, les plantes ont une efficacité supérieure ou égale à la chimie de synthèse.

Par son enquête, **Jean-Claude BOURRET** démontre que cette méthode de soins est bien plus qu'une mode : c'est aussi un juste retour en force d'une médecine oubliée. Les hommes que **Jean-Claude BOURRET** a rencontrés ne sont ni des sorciers ni des guérisseurs. Ce sont des médecins, des biologistes, des pharmaciens, des chercheurs.

Parmi eux, le **docteur Paul BELAICHE** a accepté, pour la première fois, de parler des moyens et des résultats de cette nouvelle thérapeutique.

Mais les médecins qui soignent par les plantes, qu'on appelle phytothérapeutes, ne sont pas encore très nombreux, en France, et si la renaissance de cette médecine leur appartient, le docteur Paul Belaiche restera l'un des pionniers.

Le docteur Paul BELAICHE est né le 16 février 1933, à Constantine.

Il commence de brillantes études à la Faculté de Médecine d'Alger, les termine à Paris, après la guerre d'Algérie, qu'il vécut comme médecin militaire.

En 1971, après plusieurs années d'exercice en médecine générale, il entre dans le groupe d'études de Phytothérapie et d'Aromathérapie du docteur J. Valnet.

Ses travaux personnels sur les essences de plantes tendent à établir les principes fondamentaux de cette nouvelle médecine. On lui doit une classification originale des essences aromatiques en essences dites majeures, médium et de terrain. Il étend la notion déjà connue d'aromatogramme à l'ensemble de l'organisme, sous le nom d'aromatogramme général de terrain. Il définit, pour chaque essence de plante, sa capacité antiseptique par l'indice aromatique. Il réactualise aussi une technique de soins par les ions négatifs d'oxygène, qu'il appelle Oxydrothermalisme.

Il est en relation avec de nombreux chercheurs et professeurs de Faculté, dans le but de contrôler scientifiquement les résultats de la Médecine par les Plantes.

Il fonde en 1978, le Collège Français des Médecins de Terrain et Sciences Appliquées.

Achevé d'imprimer sur les presses de l'Imprimerie du Vaudreuil
pour France-Empire, Editeur à Paris.
Dépôt légal : 1er trimestre 1986